JOHN A. SCHINDLER

DIE HEILKRAFT DES SEELISCHEN GLEICHGEWICHTS

JOHN A. SCHINDLER

DIE HEILKRAFT
DES SEELISCHEN GLEICHGEWICHTS

EIN ÄRZTLICHER RATGEBER FÜR
GESUNDE UND KRANKE

BIEDERSTEIN VERLAG MÜNCHEN

Aus dem Amerikanischen übertragen von Martha Maria Gehrke
Die Originalausgabe erschien unter dem Titel ‚How to live 365
Days a Year‘ im Verlag Prentice-Hall, Inc., New York
© 1954 Prentice-Hall, Inc.

ISBN 3 7642 0114 2

36.–40. Tausend. 1982
Für die deutsche Ausgabe:
© 1956 Biederstein Verlag, München
Satz: C. H. Beck'sche Buchdruckerei, Nördlingen
Reproduktion und Druck: Pera Druck
Hanns Haug, München-Gräfelfing
Printed in Germany

INHALT

ZWEITER TEIL:

Von der Heilung seelisch bedingter Krankheiten

INHALT

WIE IST ES IHNEN IM LETZTEN JAHR ERGANGEN?

Seit Adams und Evas Zeiten jagen wir Menschen jener verführe- rischen Vorstellung nach, die wir ‚Glück' nennen. Auch Sie, auch ich. Die meisten von uns bekommen freilich dieses ‚Glück', wenn überhaupt, nur für kurze Augenblicke zu fassen; ob sie arm oder reich sind. Denn trotz allen Bemühens ist es der Menschheit versagt geblieben, auf dieser Erde einen Zustand dauernden Glücks herbeizuführen.

Das flüchtige Glück

Um zu verstehen, worauf ich hinaus will, fragen Sie sich einmal selbst: ,,Wie habe ich das letzte Jahr verbracht?" War es eine Folge von wirklich glücklichen Tagen? Sind Sie stets munter und fröhlich Ihres Weges gegangen, und haben Sie niemals den sorgenvollen Schlag Ihres bedrückten Herzens gespürt? Rechnen Sie einmal nach: Wieviele Tage des vergangenen Jahres waren frei von Kummer, von Schwierig- keiten, von Sorgen? Ich vermute, es wird Ihnen in diesen letzten 365 Tagen um nichts besser ergangen sein als allen anderen Menschen auch.

Hinter der glatten Fassade beherrschter Gesichter, die unsere Mit- menschen uns zeigen, verbergen sie öfter, als wir glauben würden, Unruhe und gestörtes Gleichgewicht. Manch einen plagen so große Sorgen, daß er nicht mehr fähig ist, logisch zu denken; ein anderer ist so schwer vom Leben enttäuscht, daß er auf alles und jedes nur noch mit Bitterkeit reagiert. Die meisten von uns sind abgespannt, leiden an Schmerzen oder Unbehagen und regen sich über zehn Dinge auf ein- mal auf. Sie sind bis obenhin mit Besorgnissen, Befürchtungen und Är- ger angefüllt; ein gutes Leben haben sie eigentlich nie so recht kennen- gelernt. Sie haben sich durch das letzte Jahr schlecht und recht durch- gequält, immer ängstlich bemüht, neuen Verwicklungen aus dem Wege zu gehen, über die sie vielleicht gerade deshalb auf Schritt und Tritt gestolpert sind. Nie konnten sie sich von Herzen über etwas freuen.

Sie verbrachten ihre Tage verbohrt in ständige Kümmernisse, ärgerten sich viel öfter, als daß sie sich über etwas freuten, hatten immer mehr Lebensangst als Zuversicht und waren weit häufiger von Furcht erfüllt als von Ruhe. Millionen von Menschen sind in ihrem irdischen Dasein auf diese traurige Art gescheitert. Sie haben das Allerwesentlichste nicht gelernt: wie man es fertigbringt, wirklich zu ,leben'.

Das Menschenleben – also auch Ihr Leben – muß aber keineswegs so sein. Ihr Leben *kann* durchaus einer fröhlichen, ja beglückenden Fahrt gleichen. Und dabei ist es kein bißchen schwerer, ein solches Leben zu führen, als auf die alte Art weiter zu lavieren. Die kleine Anstrengung, die Sie machen müssen, um zu erfahren, worauf es ankommt, lohnt sich: Sie werden *leben*, anstatt sich durch das Leben ,hindurchzuwursteln'.

Lebenskunst ist erlernbar

Die moderne Psychologie und Psychotherapie haben – erstmals in der Geschichte der westlichen Menschheit – in diesem unserem Zwanzigsten Jahrhundert den Schlüssel zur Lebenskunst gefunden.

In dem vorliegenden Buch wird dieses neue Wissen in leicht verständlicher Form dargeboten. Es ist das Hauptanliegen des Autors, seinen Lesern zu zeigen, wie sie sich von der Lebensweise, in der sie das letzte Jahr verbracht haben, auf eine neue Haltung umstellen können, mit deren Hilfe sie im nächsten und allen folgenden wirklich *leben* werden.

Die Methode, mit der dieses Buch bekanntmacht, wurde in zwanzigjähriger Arbeit schrittweise entwickelt. Sie ist das Ergebnis zahlreicher Versuche, Irrtümer und Erfolge an einer großen Klinik. Sie hat Tausenden von Menschen wirksam geholfen, sich von den körperlichen Auswirkungen eines verpfuschten Daseins zu befreien und ihnen einen neuen, besseren Weg gewiesen.

Im ärztlichen Sprechzimmer zeigt es sich, wie weit die Unfähigkeit, ein vernünftiges Leben zu führen, verbreitet ist und zu welch unseligen Komplikationen das führt. Denn zwischen Krankheit und verpfuschtem Leben besteht in den meisten Fällen ein Zusammenhang. Wenn die Patienten eintreten, tragen sie immer noch die gewohnte Maske, die etwa besagen soll: ,,Von diesen Schmerzen und Beschwerden abgesehen, ist bei mir natürlich alles in Ordnung. Ich habe mir mein Leben so zufriedenstellend eingerichtet, wie es menschenmöglich ist.'' Aber im

Lauf der Unterhaltung und Untersuchung zeigt sich, daß fast immer der Druck einer falschen Lebensführung, eben jenes ,Wurstelns‘, die Ursache der physischen Krankheit ist.

Wir Menschen haben uns daran gewöhnt, einen glücklosen Zustand zu ertragen, und der Patient kommt nicht etwa zum Arzt, weil er unter seinem Unglücklichsein leidet, obwohl darin die wahre Ursache seiner Krankheit liegt. Er sagt nichts davon, solange der Arzt sein Vertrauen noch nicht gewonnen hat; erst dann läßt er die Maske fallen.

Der Patient hat – genau wie Sie und ich – in einer harten Welt ein dickes Fell bekommen. Er hat sich eine Haltung zugelegt, die viele Menschen schon immer gehabt haben: ,,Phh!! Glück? Klingt ja recht hübsch. Nur schade, daß so etwas gar nicht existiert. Kein Mensch hat doch je ernsthaft daran geglaubt, daß es so etwas wie Glück wirklich gibt oder je geben wird.‘‘ Und so findet er sich mit seinem glücklosen Zustand ab, als handle es sich dabei um zwar unangenehme, aber im übrigen durchaus ,normale‘ irdische Lebensbedingungen.

Störungen des Gefühlslebens führen zu körperlichen Erkrankungen

Der Patient sucht den Arzt erst auf, wenn der Druck, der durch seine Lebenspfuscherei auf ihm lastet, körperliche Symptome zu zeitigen beginnt. Er ahnt gar nicht, daß sowohl die körperlichen Symptome wie sein seelisches Unglück durch die gleiche Lebenspfuscherei verursacht sind. In sein Unglück fügt er sich, als sei es etwas ganz Natürliches. Dagegen ist er nicht gewillt, Müdigkeit, Schmerzen und alle möglichen anderen körperlichen Beschwerden ohne weiteres hinzunehmen. Die sind ihm lästig, und gegen die will er etwas tun.

Er ist sehr erstaunt, wenn man ihm sagt, daß das einzig Wirksame, was er dagegen unternehmen kann, darin besteht, sein Leben zu ändern; diese Auffassung ist nämlich in seinem Weltbild nicht enthalten. Wir alle bilden uns ja ein, daß unsere Lebensweise die einzig mögliche sei. Aber wir haben die Wahl zwischen den inneren Belastungen, die durch unsere Lebenspfuscherei entstehen, und dem ernsthaften und aussichtsreichen Versuch, zu einem gesunden Seelenzustand zu gelangen.

Der Laie hat oft nur eine höchst schattenhafte Vorstellung davon, daß seelische Überbelastungen physische Störungen hervorrufen, und wie häufig und wie tief derartige Belastungen die körperlichen Funktionen beeinflussen. Dabei sind mehr als fünfzig Prozent aller Krankheiten, die der Arzt zu sehen bekommt, durch Störungen des Gefühlslebens verursacht, das heißt durch eine über die Kraft hinausgehende emotionale Belastung, die auf falscher Lebensweise beruht. ‚Emotionale Belastung' – das klingt für die meisten Menschen völlig vage. Wenn bei ihnen ein körperliches Leiden auftritt, haben sie nicht die leiseste Ahnung, daß es von eben diesen emotionalen Belastungen herrühren kann. Die körperlichen Auswirkungen seelischer Vorgänge liegen jenseits von Bewußtsein und Willensbildung. Das Bewußtsein kann Veränderungen in der Gefühlssphäre nur beherrschen, wenn es den Gefühlsanteil in der Denksphäre ändert.

Jeder – Sie und mich nicht ausgenommen – unterschätzt Ausmaß und Wirkung seiner seelischen Belastungen. Jeder, der sich durch sein Meer von Kümmernissen durchlaviert, ist halbbewußt stolz darauf, daß er etwas so ‚Nebensächliches' wie seelische Belastungen zu beherrschen versteht. Jeder denkt: ,,Es mag ja wohl Leute geben, die von dem krank werden, was man seelische Überlastung nennt; aber ich fress' einen Besen – mich erwischt's nicht!'' Nun, er kann seinen Besen ruhig fressen – er entrinnt dem Spuk doch nicht, denn fast jeden befällt irgendwann einmal eine seelisch bedingte Krankheit. Und auch Sie wird es erwischen, wenn Sie nicht auf der Hut sind!

Die meisten Leute wollen – genau wie Sie – von Gefühlsbelastungen so lange keine Notiz nehmen, bis sie, im Guten oder Bösen, erfahren, daß verklemmte Gefühle unter Umständen zu ernsthaften Erkrankungen und zum Verlust der Arbeitsfähigkeit führen können und daß *Gefühlsbelastungen als Krankheitsursache heute an erster Stelle stehen.*

Der Plan
dieses Buches

Diese Tatsachen kann man nicht mehr mit einem Achselzucken abtun. Und deswegen beginnen wir unser Buch mit einer Erläuterung der gefühlsbedingten Krankheiten.

Der erste Teil beschreibt, auf welche Weise die in unserem Leben vorherrschenden Gefühlsströmungen die Symptome unserer verbreitetsten körperlichen Leiden verursachen. Es ist dies – wie ich später schildern werde – ein neues Wissensgebiet; tatsächlich existiert es erst seit 1936. Ich werde mich im Hauptteil bemühen, das Bild der gefühlsbedingten Erkrankungen in einer Ausdrucksweise darzustellen, die den Leser nicht in den Untiefen der medizinischen Fachsprache versinken läßt.

Wenn im ersten Kapitel die Frage aufgeworfen wird: ,,Was ist denn eigentlich Emotion?'', so werden Sie mit Überraschung erfahren, daß eine ,Emotion', weit entfernt davon, eine flüchtige Randerscheinung zu sein, eine sehr reale Angelegenheit ist, die man körperlich *beobachten* kann. Jene Veränderungen im Körper, die der Emotion entsprechen, werden teilweise nur durch Anregung des vegetativen Nervensystems vermittelt. Man sagt deswegen bei gefühlsbedingten Krankheiten auch allgemein: ,,Das sind die Nerven!''

Die Tätigkeit der endokrinen Drüsen, von denen die Hirnanhangdrüse oder Hypophyse die wichtigste ist, übt die bei weitem stärkste emotionale Wirkung aus. Die Rolle der endokrinen Drüsen ist aufregend, ja fast unglaublich. Ihre Geschichte wurde von 1936 an geschrieben, dem Jahr, in dem Dr. Hans Selye mit seiner Forschungsarbeit an der Universität Montreal begann.

Was sollen wir nun aber tun, um von Lebenspfuscherei, emotionaler Belastung, Unglück und gefühlsbedingten Krankheiten loszukommen? Können wir denn in dieser Welt ein anderes Leben führen als bisher üblich? Im zweiten Teil wird diese Frage beantwortet und das Problem auf die Möglichkeiten seiner praktischen Lösbarkeit eingeengt und dabei eine Lösung aufgezeigt, die ebenso leicht verstanden wie versucht werden kann. Die vielfältigen Möglichkeiten, die uns die moderne Psychiatrie und Psychologie bieten, werden in einfacher Form und leicht verständlichen Ausdrücken mitgeteilt und zu einem ABC zusammengefaßt, nach dem Sie Ihr Leben neu einrichten können.

Die von mir dargebotene Behandlungsmethode beruht im wesentlichen auf dem gleichen Material, das meinen Patienten in persönlichen Gesprächen und durch Filmstreifen in der Klinik, an der ich arbeite, zur Verfügung gestellt wird. Diese Methode ist aus vielen Versuchen verschiedenster Art (von der Gruppentherapie bis zur sogenannten Langstreckenanalyse) hervorgegangen; sie hat das Ziel, einen gangbaren und erfolgreichen Weg für den Patienten zu finden, einen Weg, der die Gefühlsbelastung seines Lebens durch seelische Stetigkeit und Ruhe ersetzen soll. Diese Methode hat sich als sehr erfolgreich erwiesen. Tausende von Patienten haben durch sie wertvolle Hilfe erhalten.

Sie werden erkennen, daß dieses Buch nicht einfach noch eines in der Reihe von Werken ist, die ,aufrichten' und ,anregen' wollen. Das Wissen und die Methode, die es vermittelt, sind etwas, das jedermann

13

braucht und ohne das ein richtiges Leben nicht möglich ist. Denn hier wird nicht nur der Ausweg aus den Belastungen des Gefühlslebens gezeigt, sondern auch die Möglichkeit, seelisch bedingten Erkrankungen vorzubeugen oder sie zu heilen.

Damit Sie und jedermann vor solchen seelisch bedingten Erkrankungen bewahrt bleiben und lernen, aus Ihren Gefühlsbelastungen heraus und zu einem gesunden Gefühlsleben zu gelangen, wurde dieses Buch geschrieben.

ERSTER TEIL

WIE UND WARUM
KOMMT ES ZU SEELISCH BEDINGTEN
KRANKHEITEN?

KÖRPERLICHE LEIDEN ALS FOLGEN
SEELISCHER ERREGUNGEN

Es gibt einen Krankheitstyp, der ebenso oberflächlich wie falsch mit den Worten abgetan wird: ,,Das sind eben die Nerven''. Die Verwirrung, die dadurch in den Köpfen von Laien angerichtet wird, steht wahrscheinlich an der Spitze aller Mißverständnisse in unserer wirren Welt. Aber wie soll man dem Laien daraus einen Vorwurf machen, da doch auch im medizinischen Denken noch bis in die jüngste Zeit ähnliche Unklarheit herrschte? Erst seit 1936 wissen wir etwas von dem Mechanismus, der durch eine Reihe von Gemütsbewegungen körperliche Krankheiten auszulösen vermag. Die ärztliche Berufsausbildung steht hinsichtlich dieser Erkenntnis noch in den Anfängen, und für gewöhnlich vergehen zwanzig Jahre von dem Zeitpunkt, da die Fachwelt mit einem neuen Gegenstand vertraut gemacht wird, bis zu dem Augenblick, in dem auch der Laie dafür Verständnis zeigt. Woraus sich ergibt, daß dieser Aufklärungsprozeß soeben erst begonnen hat.

Funktionelle Erkrankungen oder, wie es richtiger heißen müßte, seelisch bedingte Krankheiten müssen indessen außerordentlich ernst genommen werden; mehr als die Hälfte aller Patienten, die einen Arzt aufsuchen, leiden an ihnen. Wenn Sie also heute oder morgen krank werden, so ist die Wahrscheinlichkeit, daß es sich um eine solche seelisch bedingte Krankheit handelt, größer als fünfzig Prozent. Anders ausgedrückt: Die dicken Lehrbücher, die die Medizinstudenten benutzen, beschreiben, grob gerechnet, 1000 verschiedene Krankheiten, welche die Menschheit heimsuchen können. Eine von ihnen, die seelisch bedingte Erkrankung, ist heute so häufig wie die anderen 999 zusammen!

Alarmierender Anstieg funktioneller Erkrankungen

Vielleicht fällt es Ihnen als Laien schwer, diesen Zahlenangaben Glauben zu schenken. Tatsächlich stellen sie aber eher noch die unterste Grenze dar. Vor einigen Jahren veröffentlichte die Ochsner-Klinik in New Orleans Material, aus dem hervorgeht, daß 74 Prozent von 500 Patienten der Abteilung Magen-Darmkrankheiten an seelisch bedingten Erkrankungen litten. Natürlich fragt man sich: ,,Wenn diese Krankheit derart verbreitet ist, wie kommt es denn, daß man nicht mehr davon weiß?'' Die Antwort ist ebenso merkwürdig wie die Krankheit selbst.

Jeder von uns, auch Sie und ich, hat irgendwann schon einmal eine seelisch bedingte Krankheit durchgemacht. Wenn Sie einen Arzt zu Rate gezogen haben, so hat er Ihnen wahrscheinlich nicht offen heraus gesagt, was Ihnen fehlt. Aus zwei guten Gründen. Der erste davon ist der, daß die Ärzte zwar schon immer von dieser Krankheit gewußt haben und sie seit vielen Jahren diagnostizieren können, daß man indessen erst in den letzten zehn Jahren tief genug in das Verständnis ihrer Wesensart eingedrungen ist, um allmählich darüber sprechen zu können.

Der zweite und wichtigste Grund, weswegen Ihnen der Arzt nicht sagt, was los ist, kommt von der merkwürdigen Art, mit der man diese Krankheit anzupacken pflegte. Schon nach kurzer Praxiszeit weiß ein Arzt, daß es eine schlechte Behandlungsweise ist, einem Patienten zu erklären: ,,Ihnen fehlt gar nichts – Ihre Beschwerden rühren von Störungen in Ihrem Gefühlsleben her'' oder ,,Sie sind nur nervös''. Damit ist dem Patienten nicht nur wenig oder gar nicht geholfen, sondern meist ärgert es ihn nur und treibt ihn in Abwehrstellung oder in das Wartezimmer eines anderen Arztes. Der versteht vielleicht besser die Bedürfnisse (wenn auch durchaus nicht den Zustand) des Patienten und stellt eine Diagnose, unter der sich der Kranke etwas vorstellen kann.

Wenn ein Arzt aber durchaus den Stier bei den Hörnern packen will und seinem Patienten erzählt, seine Beschwerden kämen vom Seelischen her, dann muß er auch eine Erklärung dafür haben, auf welche Weise die Krankheit die an dem Patienten beobachteten Symptome erzeugt; welche seelischen Ursachen für das Entstehen der Krankheit verantwortlich sind und wie der Patient zu einem Gefühlsleben gelangen kann, das besser für ihn ist als das bisherige. Dies alles nennen wir ‚individuelle Psychotherapie'. Sie ist der einzig vernünftige Weg, auf dem wir bisher der seelisch bedingten Erkrankung beikommen konnten.

Aber diese individuelle, d. h. Einzel-Analyse, so wie man sie heute ausübt, ist aus Zeitgründen meist gar nicht durchführbar. Was ihr im Wege steht, ist der Umstand, daß für die Behandlung jedes einzelnen Patienten zwanzig Stunden erforderlich sind. Ein Arzt, der sie anwendet, könnte, selbst wenn er zwanzig Stunden pro Tag arbeitete, nicht mehr als einen Patienten täglich behandeln. Unsere amerikanischen Ärzte müssen aber im Durchschnitt dreiundzwanzig Kranke am Tag behandeln! Nehmen Sie einmal an, der praktische Arzt würde diese Patienten an den Nervenspezialisten überweisen. (Ich höre förmlich, wie einige von meinen Lesern das vorschlagen.) Wir würden jedoch mehrere hunderttausend Nervenärzte benötigen, um die erschreckende Zahl von Patienten, die an seelisch bedingten Krankheiten leiden, einer ‚angemessenen' Psychotherapie zu unterziehen. Derzeit gibt es in den USA aber deren nur fünftausend. Sie sehen, das Problem der Behandlung funktioneller Erkrankungen mit ‚angemessenen' Methoden ist überwältigend. Wie die Dinge heute liegen, kommt weniger als ein Prozent aller Kranken, die auf seelischer Basis erkrankt sind, zu entsprechender psychotherapeutischer Behandlung.

Den übrigen neunundneunzig Prozent der Patienten wird eine Behandlung zuteil, die man als ‚Ersatz' bezeichnen könnte. Sie besteht darin, daß dem Patienten zuliebe eine Diagnose gestellt wird, die er ohne weiteres als Krankheitsursache verstehen kann und die dann demonstrativ behandelt wird. Zwar ist auch das ein psychotherapeutisches Vorgehen, aber es stellt doch eine Verfälschung dar.

Seit tausend Jahren sind die Menschen mit derartigen Ersatztherapien zufrieden gewesen. Die Medizinmänner der primitiven Völker erzählten ihren an funktionellen Erkrankungen leidenden Patienten, sie seien von einem bösen Geist besessen. Die Behandlung bestand in einer höchst dramatischen und eindrucksvollen Austreibung der bösen Geister. Manchmal wäre ich bei schwierigen Fällen froh um eine therapeutische Methode, die nur halb so effektvoll wäre wie die der Medizinmänner.

Im Mittelalter erzählte der Arzt seinem Patienten, daß bei ihm das Verhältnis der vier Körpersäfte unausgeglichen sei; dann zapfte er ihm

Schattenseiten der individuellen Psychotherapie

einen ab – für gewöhnlich machte er einen Aderlaß, Blut war am leichtesten zu entnehmen. Der heutige Sektierer erzählt dem Kranken: „Sie haben einen Bandscheibenvorfall", und dann nimmt er Manipulationen vor, mit denen er die Geschichte angeblich einrenkt.

Der moderne Arzt bedient sich moderner Ersatzdiagnosen wie: hoher oder niedriger Grundumsatz, hoher oder niedriger Blutdruck oder zu geringer Adrenalingehalt des Blutes. Diese Kollegen sind der Typ für die teure und vornehme New Yorker Park Avenue; aber auf dem platten Land tut's auch eine schlichte ‚Leberträgheit', die bedeutend weniger Brimborium verursacht. Jede *gute* Ersatzdiagnose muß etwas weniger ernst klingen als die Krankheit, an der der Patient zu leiden fürchtet; sonst macht ihn die Diagnose bloß noch kränker.

Die Ersatztherapie-Methode hat sich deswegen so lange halten können, weil sechzig Prozent der Patienten, die damit behandelt werden, sich etwa zwei Monate besser fühlen. Ein Patient, dem es zwei Monate lang besser geht, ist für den Ersatztherapeuten eine gute Reklame. Durch die zeitweilige Besserung werden neue Patienten ‚angeheuert'. Sie ermöglichen den Erfolg jener ersatztherapeutischen Geheimmittelchen und Quacksalbereien, für welche die Bevölkerung jährlich Milliarden Dollar ausgibt. Gerade diejenigen, die an Funktionsstörungen leiden, sind es, die diese Mittel kaufen, und dazu für weitere Milliarden Dollar Vitaminpräparate, mit denen unser Markt überschwemmt ist.

Erst wenn der Ärztestand die seelisch verursachten Krankheiten ebenso wirksam behandeln können wird wie eine einseitige Lungenentzündung, werden die Scharlatane über Nacht brotlos werden. Denn diese Krankheiten ernähren beide, den schlechten Arzt und den Kurpfuscher; beide würden von der Bildfläche verschwinden, wenn entsprechende Behandlungsmethoden dem ganzen Spuk ein Ende bereiten könnten.

Das Ärgste an der Ersatztherapie ist, daß sie auf die Dauer den Zustand von Patienten, die an seelisch bedingten Krankheiten leiden, verschlechtert und ihr Leiden chronisch macht. Von den auf diese Weise Behandelten sind am Ende eines ganzen Jahres nur acht Prozent gebessert. Bei den anderen ist zu der Furcht, krank zu sein, nur noch der Name der neuen Krankheit hinzugekommen. Und in Fällen, in denen der Arzt mit seiner Ersatzdiagnose nicht klug und behutsam verfährt, kann er dem Patienten noch die Angst aufladen, wirklich schwer krank zu sein. Diese Art des ärztlich verursachten Leidens nennt man in der Fachsprache ,iatrogene Krankheit', das bedeutet auf deutsch ,vom Arzt hervorgerufene Krankheit'. Von fünf Patienten, die wegen einer seelisch bedingten Erkrankung in meine Sprechstunde kommen, haben drei eine respektable Menge von ,iatrogenen Krankheiten', was die Behandlung noch erschwert.

Es sind umfassende Bestrebungen im Gange, schnellere und geeignetere Methoden für die Behandlung dieser Krankheitsform zu entwickeln, die jeder praktische Arzt anwenden kann. Mit Sicherheit kann gesagt werden, daß sich in weiteren zwanzig Jahren eine völlige Revolution in der Behandlung dieser unserer verbreitetsten Krankheit vollzogen haben wird. Das, was gegenwärtig noch ein dunkler Punkt der modernen Medizin ist, wird dann ebenso klar vor uns liegen wie die anderen Teile des medizinischen Wissens.

Wir wollen festhalten, daß Patienten, die an dieser Krankheit leiden, physische, das heißt körperliche Symptome aufweisen und nicht psychische. Für den Nichteingeweihten ist das allerdings schwer zu verstehen.

Seelisch bedingte Krankheit ist körperliche Krankheit

Wir geben im folgenden eine teilweise Aufzählung der Hunderte von Symptomen, die diese Krankheit hervorrufen kann. Die hinter jedem Symptom angegebenen Prozentzahlen besagen, wie oft sein Auftreten auf seelisch bedingte Erkrankung zurückzuführen ist. Durch diesen Auszug könnten Sie den Eindruck bekommen, daß nur die landläufigen Beschwerden, über die die Leute sich beklagen, psychisch bedingt seien. Aber jeder erfahrene Arzt wird Ihnen sagen, daß auch die Mehrzahl von außergewöhnlichen, ja ausgefallenen Symptomen im allgemeinen durch seelische Störungen verursacht wird.

Beschwerde	v. H.
Schmerz im Nacken	75
Kloß im Hals	90
Geschwürartiger Magenschmerz	50
Gallenkolikähnliche Schmerzen	50
Blähungen	99
Schwindelgefühl	80
Kopfschmerz	80
Verstopfung	70
Müdigkeit	90

Intelligente
Menschen
sind anfälliger
für seelisch
bedingte
Erkrankungen

Wer die Natur dieser Krankheit nicht kennt, neigt zu der Annahme, daß überlegene Intelligenz gegen seelisch bedingte Krankheiten immun mache. In Wirklichkeit ist ihnen ein Mensch um so stärker ausgesetzt, je fähiger, geistig regsamer und verantwortungsbewußter er ist. Vielleicht liegt es daran, daß ein beweglicher Geist in der gleichen Zeit zehn Gründe findet, sich Sorgen zu machen, in der ein träger nur einen entdeckt. Eine Persönlichkeit mit größeren geistigen Fähigkeiten nimmt auch mehr Verantwortungen auf sich, und das bedeutet im allgemeinen eine stärkere Anspannung des Gefühlslebens.

Wenn ‚Intellekt‘ gleichbedeutend mit Klugheit wäre, dann wäre darin vor allem auch die richtige Einstellung zum eigenen Gefühlsleben enthalten. Diese Fähigkeit gehört aber offensichtlich keineswegs mit zum Begriff der Gescheitheit, und gerade die sogenannten klugen Leute sind für gewöhnlich am wenigsten imstande, ihre Gefühle durch die Wirrnis des Alltagslebens zu steuern.

In der Gegend, in der ich arbeite, bilden die Bäuerinnen mit neun- und zehnköpfigen Familien, die neben ihrer Hausarbeit auch noch auf dem Felde mithelfen, diejenige Bevölkerungsgruppe, die am *seltensten* von seelisch bedingten Krankheiten heimgesucht wird. Sie kommen vor lauter Arbeit nicht zum ‚Nachdenken‘ und haben alle Hände voll zu tun, für andere zu sorgen, anstatt an sich selbst zu denken. Eines von diesen großartigen Menschenkindern gab mir einmal auf meine Frage, ob sie sich nicht oft müde fühle (Müdigkeit ist eines der häufigsten funktionellen Symptome) zur Antwort: ,,Mein Sohn, ich habe mir schon vor fünfundzwanzig Jahren abgewöhnt, mir diese Frage zu stellen.'' Das ist, beiläufig bemerkt, das beste Rezept gegen die Art von Müdigkeit.

Definition der
‚Emotion‘

Um zu begreifen, was eine emotional (oder, wie wir es hier nennen wollen, seelisch) bedingte Erkrankung ist, muß man natürlich wissen, was unter einer Emotion zu verstehen ist. William James definierte sie 1884 als ‚einen Bewußtseinszustand, der sich durch wahrnehmbare körperliche Veränderungen manifestiert‘. Mit jeder Seelenregung (der wir auf irgendeine Weise ständig unterworfen sind) verändert sich etwas in der Muskulatur, in den Blutgefäßen, im Darm oder in den endokrinen Drüsen. Diese Veränderungen und ihre Wahrnehmung durch das Bewußtsein stellen zusammen das Wesen einer ‚Emotion‘

22

dar. Ohne körperliche Veränderungen gäbe es keine Emotion. Gemütsbewegungen, seelische Erregungen, greifen somit auf unseren körperlichen Zustand über. Der Fachausdruck hierfür lautet ‚Affekte' – ein Begriff, der jedem Laien heute mindestens aus der Gerichtsberichterstattung geläufig ist.

Mit wenigen Ausnahmen gehören alle Gemütsbewegungen, die Veränderungen im Organismus bewirken, zu zwei großen Gruppen. Die erste große Gruppe umfaßt die, deren Veränderungswirkung in der Überreizung verschiedener körperlicher Bezirke besteht; eine Überreizung der Organe oder Muskeln oder einer oder mehrerer Drüsen der inneren Sekretion, die vom Nervensystem ausgelöst wird. Diese Überreizungen erzeugen ein Gefühl von Unlust. Seit jeher hat man sie natürlicherweise ‚Unlustgefühle' genannt. Dazu gehören die bekannten Erscheinungen von Wut, Furcht, Angst, Schrecken, Niedergeschlagenheit, Kummer und Unzufriedenheit. Vielfalt und Stärkegrade der Unlustgefühle sind ohne Zahl; man könnte eine kilometerlange Liste davon aufstellen.

Hauptkategorien des Gefühls

Die zweite große Gefühlsgruppe umfaßt die Gefühle, deren physische Auswirkung einen Optimalreiz darstellt, der weder zu stark noch zu schwach ist. Diese Gefühle können wir unter der in der Psychologie altbekannten Bezeichnung ‚Lustgefühle' zusammenfassen; Lustgefühle, weil die von ihnen hervorgerufenen Veränderungen angenehm, ‚lustvoll', für uns sind. Es sind das Gefühle wie Hoffnung, Freude, Zuneigung. Auch diese positive Liste ist in ihrer Mannigfaltigkeit ohne Ende.

Wir wollen uns einmal ansehen, wie eine bestimmte Gemütsbewegung sich äußert. Sagen wir, ein Gefühl, das Sie und ich natürlich gar nicht kennen, das wir aber an anderen beobachtet haben – die Gemütsregung, die man Wut nennt.

Jede Gemütsregung hat einen äußerlich sichtbaren Ausdruck; sie verursacht Veränderungen, die sich an der Körperoberfläche abzeichnen. Dieser sichtbare Ausdruck liegt der Schauspielkunst zugrunde, deren Aufgabe es ja ist, die körperliche Spiegelung des Gefühls, jeden Gefühls, darzustellen und diese Darstellung zu intensivieren. Ein guter Schauspieler verfügt über eine viel größere Ausdrucksskala als ein schlechter. Sein bloßer Anblick sagt uns bereits, ob er zum Beispiel

23

einen Zustand des Glücks oder der Unzufriedenheit oder der Furcht darstellt. (Die Wut äußert sich auf so mannigfache Weise, daß Dr. W. B. Cannon von der Harvard-Universität, der sie im einzelnen untersucht hat, eine ganze Druckseite benötigte, um ihre verschiedenen Erscheinungsformen auch nur aufzuzählen.)

Die hauptsächlichen äußeren Merkmale des Ärgeraffektes sind: Rötung der Gesichtshaut, weit aufgerissene Augen; das Weiße im Auge läuft rot an, die Lippen werden ganz schmal, die Kiefer spannen sich, die Fäuste ballen sich; die Arme zittern, häufig auch die Stimme. Wenn Sie jemandem begegnen, der so aussieht, dann wissen Sie sofort, daß er sich im Zustand der Wut befindet.

Aber die Veränderungen, die im Innern des Körpers vor sich gehen, sind viel tiefgreifender und bedeutsamer. So gerinnt zum Beispiel, wenn Sie wütend sind oder sich auch nur ärgern, Ihr Blut viel schneller als normalerweise, und zwar nicht nur ein bißchen schneller, sondern mit ganz erheblicher Beschleunigung. Ein Affekt, eine Gemütserregung, ist eine wirklich grundlegende biologische Veränderung, und die meisten ihrer Begleiterscheinungen sind auch von biologischer Bedeutung. Offensichtlich dient die beschleunigte Gerinnfähigkeit des Blutes einem biologischen Zweck. Im Wut-Affekt kommt es leicht zu tätlichen Auseinandersetzungen; Verletzungen und Blutungen können die Folge sein, bei denen eine schnellere Gerinnung des Blutes ihr Gutes hat.

Eine andere biologisch bemerkenswerte Begleiterscheinung ist die, daß sich vom Augenblick des beginnenden Ärgers an die Zahl der Blutzellen im Kreislauf um eine halbe Million pro Kubikmillimeter erhöht. Wenn jemand sich ärgert, ziehen sich die Muskeln am Magenausgang so fest zusammen, daß die Speise nicht in den Darm weiterbefördert wird, solange der Ärger anhält; der ganze Verdauungstrakt krampft sich zusammen, und oft treten während oder nach einem Wutanfall schwere Leibschmerzen auf. Der Herzschlag wird stark beschleunigt, oft bis zu 180 oder 220 Schlägen oder noch höher, und geht nicht herunter, ehe nicht der Ärger vorbei ist. Auch der Blutdruck geht merklich und in steiler Kurve in die Höhe; er steigt etwa von 130 auf 230 und höher. Diese Begleiterscheinung kann böse Folgen haben. Vielleicht haben Sie schon einmal von jemandem gehört, der bei einem heftigen Ärger einen Schlaganfall erlitt, weil sein Blutdruck derart rapid in die Höhe ging, daß ein Blutgefäß im Hirn zerriß.

Auch die Herzkranzgefäße verengen sich bei Ärger so sehr, daß Angina pectoris auftreten kann oder gar ein Herzschlag. Das kommt häufig genug vor.

Einer der größten Physiologen Englands, John Hunter, hatte unglücklicherweise ein jähes Temperament und schlechte Herzkranzgefäße. Hunter pflegte zu sagen, daß der erste beste Schuft, der ihn einmal bis zur Weißglut aufregen würde, sein sicheres Ende wäre. Seine Frau war ein paarmal nahe daran, ihn umzubringen, aber der ‚Schuft‘ begegnete ihm schließlich in Gestalt eines Kollegen auf einer Ärztetagung und ärgerte ihn derart, daß er, vom Herzschlag getroffen, tot umfiel.

Sie werden jetzt auch verstehen, daß bei jemandem, der sich dauernd ärgert, der Niederschlag seiner Gemütserregung zu körperlichen Symptomen, wie Leibschmerzen, Herzschwäche, Schlagfluß oder Herzschlag führen kann. Glücklicherweise gibt es nicht sehr viele – wenn auch immerhin einige – Menschen, die sich unausgesetzt ärgern. Aber viele Menschen gibt es, die dauernd einige andere Unlustgefühle mit sich herumschleppen.

Ich will Ihnen zwei weitere Beispiele (die Sie zweifellos schon selbst erlebt haben) dafür geben, wie eine bestimmte Gemütserregung ein ganz bestimmtes Symptom erzeugen kann.

Einmalige Gemütserregung – einmaliges Symptom

Sie haben gewiß schon Menschen gesehen oder von ihnen gehört, die beim Anblick von Blut in Ohnmacht fallen. Sie fallen nun aber nicht in Ohnmacht, weil ihr Herz schwach oder ihr Blutdruck hoch ist, sondern weil der Anblick von Blut in ihnen das Gefühl der Furcht erweckt. Zu den körperlichen Begleiterscheinungen des Furchtgefühls gehört die Verengung der Gefäße, die das Gehirn mit Blut versorgen; dadurch kommt die Ohnmacht zustande. Bei anderen kann der Anblick von Blut Erbrechen verursachen, nicht weil sie magenkrank sind, sondern weil sie ein Ekelgefühl bekommen, wenn sie Blut sehen. Zu den körperlichen Begleiterscheinungen des Ekels gehört aber eine Zusammenziehung der Magenwände, die heftig genug ist, um zum Erbrechen zu führen.

Gelegentlich kann auch eine einmalige tiefe Erschütterung des Gemüts zu einer schweren seelisch bedingten Erkrankung führen.

Eines Morgens um neun Uhr wurde ein Mann in unsere Klinik eingeliefert. Man mußte ihn tragen, weil er unmöglich hätte gehen können; er war zu schwach und zu schwindlig, um auf den Füßen zu stehen. Sein Puls war 180. Er erbrach. Er konnte weder Stuhl noch Wasser halten. Im Krankenhaus änderte sich sein Zustand drei Monate lang nicht, so daß wir manchmal dachten, es gehe mit ihm zu Ende.

Bis zum Morgen des Einlieferungstages war dieser Mann vollkommen gesund und ungewöhnlich kräftig gewesen. Gegen acht Uhr war er ins Schlafzimmer seiner Frau gegangen und hatte entdeckt, daß sie ihr einziges Kind getötet und danach Selbstmord begangen hatte. Von dem Zeitpunkt dieser Entdeckung an war er ein schwer kranker Mann. Zwar hatte er weder plötzlich Krebs noch Tuberkulose oder Herzbeschwerden bekommen, obgleich sein Krankheitszustand so war, als hätte er das alles auf einmal. Was bei ihm zum Ausbruch gekommen war, war ein übermächtiges Unlustgefühl.

Wir wollen nicht vergessen: Wir alle miteinander würden in der gleichen geistigen Verfassung bei dem gleichen Erlebnis dieselbe heftige Krankheit bekommen haben wie dieser Mann. Niemand ist gegen seelisch bedingte Krankheit gefeit.

Seelisch bedingte Krankheiten entstehen bei geringfügigen Unlustgefühlen
Die meisten seelisch bedingten Erkrankungen, die wir Ärzte in unseren Sprechzimmern zu sehen bekommen, sind indessen nicht die Folge von großen, aufwühlenden Erlebnissen; nicht einmal von anhaltenden Schicksalsschlägen. Im Gegenteil, die meisten Fälle seelisch bedingter Krankheit sind die Folge von ständigen kleinen Nadelstichen, von scheinbar unwichtigen, aber nichtsdestoweniger unerfreulichen Empfindungen; sie sind die tägliche Wirkung von Ängsten, Befürchtungen, Entmutigungen und unerfüllten Wünschen. Das war uns klinisch schon seit Jahren bekannt. Aber wir Mediziner glauben nun einmal merkwürdigerweise an gar nichts, solange wir es nicht im Tierversuch nachweisen können.

Vor ein paar Jahren haben H. S. Liddell* und A. V. Moore, beide Psychologen an der Cornell-Universität, nachgewiesen, daß die gleichförmige Wiederholung von geringfügigen Unlustgefühlen, zum mindesten bei Schafen, ‚seelisch bedingte Krankheiten‘ hervorrufen kann.

* H. S. Liddell, Die neurotischen Tiere von Ithaca, N. Y. Science Illustrated, Februar 1949, S. 26.

Die beiden Versuchsleiter befestigten bei einem der Schafe am Bein einen Draht, der so leicht war, daß das Schaf in seiner Bewegungsfreiheit nicht beeinträchtigt wurde. Nachdem es eine Woche lang am Draht gegangen war, befand es sich weiter bei bester Gesundheit und verhielt sich in jeder Hinsicht normal.

In der folgenden Woche wurden schwache elektrische Stöße durch den Draht geschickt; keine schweren, nur gerade ausreichend, daß das Tier bei jedem elektrischen Schlag ein bißchen mit dem Bein zuckte. Dr. Liddell und Dr. Moore konnten diesen leichten Schock eine ganze Woche lang beliebig oft wiederholen. Das Schaf lief weiter und fraß normal. Dann versuchten die beiden Versuchsleiter den Reiz zu variieren und stellten schließlich fest, daß man durch Hinzufügung von zwei weiteren Elementen bei jedem Schaf auf der Weide schwere Krankheitserscheinungen hervorrufen konnte.

Das erste dieser Elemente, das zu dem elektrischen Schlag hinzukam, war Schrecken. Er wurde dadurch erreicht, daß zehn Sekunden vor dem elektrischen Schlag ein Glockenzeichen ertönte. Der Schlag blieb der gleiche, er wurde nicht im geringsten verstärkt; aber jetzt hörte das Schaf, wenn die Glocke läutete, auf zu fressen oder was es sonst gerade tat und wartete ängstlich auf den Schlag, der, wie es bald begriffen hatte, nun kommen würde. Jedoch genügte dieses neue Moment allein nicht, um die Krankheit hervorzurufen.

Das zweite war die einförmige Wiederholung des Angstzustandes ‚Glocke-Schlag'. In welchem Abstand sie vorgenommen wurde, war nicht von Bedeutung, solange sie nur einförmig war. Bei der Anwendung dieses Verfahrens zeigten sich bald bei jedem Versuchsschaf Anzeichen von Krankheit. Zuerst hörte es auf zu fressen; dann hörte es auf, den anderen Schafen auf dem Feld nachzulaufen. Als nächstes hörte es überhaupt auf zu laufen. Dann konnte es nicht mehr auf den Beinen stehen. Schließlich bekam es Atembeschwerden. Hier mußte der Versuch abgebrochen werden, sonst wäre das Schaf verendet. Sobald die einförmige Wiederholung des Furchtreizes ausblieb, verhielt sich das Schaf bald wieder normal.

Eine sehr interessante und wichtige sekundäre Entdeckung, die Liddell und Moore bei ihren Versuchen mit Schafen machten, war die, daß keines der Schafe erkrankte, wenn die immer wiederkehrende Verängstigung jeweils innerhalb von vierundzwanzig Stunden für zwei

Stunden unterbrochen wurde. Eine Ruhepause von weniger als zwei Stunden erwies sich als unwirksam. Das bedeutet offensichtlich, daß die gleichförmige Wiederkehr unlustbetonter Gefühle nahezu ununterbrochen anhalten muß, damit es zum Ausbruch von seelisch bedingter Erkrankung kommt. Eine ausreichende tägliche Unterbrechung des Ablaufs pflegt tatsächlich die Krankheit zu verhindern. Dennoch begegnen uns Ausnahmefälle, in denen eine seelisch bedingte Krankheit von einem einmaligen Ereignis herrührt, das plötzlich über jemand hereinbricht. Solche Fälle sind immer wertvoll für das Verständnis und die Bewertung der tieferen Natur der Krankheit. Außer dem Fall des Mannes, dessen Frau Selbstmord begangen hatte, fällt mir noch ein weiteres interessantes Beispiel ein.

Der Oberschulinspektor einer benachbarten Stadt war eine besonnene, ausgeglichene Persönlichkeit, der man niemals eine seelisch bedingte Krankheit zugetraut hätte. Eines Tages trat bei ihm ein schwerer Schwindel auf, der nur nachließ, wenn er sich hinlegte. Sobald er sich aufzurichten versuchte, wurde ihm von neuem schwindlig, und er mußte sich übergeben. Man brachte ihn nach Hause und zu Bett. Tagelang lag er, ohne daß eine Besserung eintrat. Alles, was der Arzt ihm verordnete, half nichts. Dann ging es ihm eines Tages wie durch ein Wunder besser, und er machte wieder Dienst.

Ein paar Tage danach kam er zu seinem Arzt und sagte: „Ich hätte nie geglaubt, daß ich einmal vor Aufregung krank werden könnte, aber ich bin ganz sicher, daß die Ursache meiner Erkrankung ein Haufen quälender Sorgen war."

„Wie kommen Sie darauf?" fragte der Arzt.

„Vor einiger Zeit bat mich einer meiner besten Freunde hier am Ort, für einen beträchtlichen Kredit zu bürgen, den er aufnehmen wollte. Der Betrag war so hoch, daß ich zögerte, die Bürgschaft zu unterzeichnen, weil ich mir klar darüber war, daß ich an den Bettelstab kommen würde, wenn der Mann nicht in der Lage wäre, ihn zurückzuzahlen. Aber die Sache schien doch recht sicher, und da der Mann ein guter Freund war, konnte ich nicht nein sagen. Ich unterschrieb also. Nicht lange darauf wurde der Betreffende bei einem Unfall schwer verletzt und lag monatelang im Krankenhaus, so daß es mehr und mehr so aussah, als werde die Sache schiefgehen. Das Grübeln hierüber führte schließlich zu meinen Schwindelanfällen."

„Aber woher wissen Sie das denn so genau?" fragte der Doktor. „Das kann ich Ihnen sagen", meinte der Oberschulinspektor. „Als ich im Bett lag und mich am allerschlechtesten fühlte, kam der Freund, für den ich gebürgt hatte, mich besuchen und erzählte mir, er sei eben auf der Bank gewesen und habe seine Verbindlichkeiten vollständig beglichen. In dem Moment fing ich an, gesund zu werden. Am nächsten Tag konnte ich wieder meinen Dienst machen."

Eine seelisch bedingte Erkrankung ist also eine *körperliche* Krankheit und keine *Geistes*krankheit. Sie kann tausend Formen annehmen, angefangen von so vertrauten wie Nackenschmerzen und Blähungen bis zu so komplizierten wie Nierenschrumpfung und Magen- und Darmgeschwüren. Eine Emotion besteht aus chemischen und physikalischen Veränderungen des Körpers (entweder im Gesicht, wo sie von anderen wahrgenommen werden können, oder innerlich, wo nur wir selbst sie spüren) – Veränderungen, durch die jeder unserer Gedanken körperlich spürbar wird.

Gemütsbewegungen werden durch zwei verschiedene Systeme im Organismus wirksam, teils durch das Nervensystem, teils durch die Tätigkeit der endokrinen Drüsen. Einige Symptome können sowohl durch das Nerven- wie durch das innersekretorische Drüsensystem bewirkt werden.

KRANKHEITSERZEUGUNG
DURCH GEMÜTSERREGUNG AUF DEM WEG
ÜBER DAS VEGETATIVE NERVENSYSTEM

Derjenige Teil des Nervensystems, der von einer Gemütserregung in Mitleidenschaft gezogen wird, heißt *vegetatives Nervensystem.* Es liegt außerhalb der Willensherrschaft. Gesteuert wird es vom *Zwischenhirn,* einem Hirnteil, der auch die Tätigkeit der Hypophyse reguliert. Wir werden später noch sehen, daß diese Drüse für die Manifestation von Gemütserregungen ein sogar noch mächtigerer Faktor ist als das vegetative Nervensystem.

Muskel-
anspannung
und Schmerz-
entstehung
    Die Anspannung der Muskulatur verursacht am häufigsten jene allgemein bekannten Beschwerden und Schmerzzustände, mit denen wir mehr oder weniger ständig zu tun haben. Der durchdringende Schmerz, wie ihn ein Krampf hervorruft, veranschaulicht sehr gut, wie schlimm Muskelschmerzen sein können. Wenn Sie Ihre Hand zur Faust ballen, nicht ganz stramm, aber doch fest, so werden Sie merken, daß es zunächst nicht weh tut. Aber nach einiger Zeit fängt die Muskelspannung, die erforderlich ist, um die Faust zu schließen, immer stärker zu schmerzen an.

Unlustgefühle manifestieren sich allgemein in einer Anspannung der Skelett- und der Organmuskulatur. Wenn die Empfindungen, welche die Muskelspannung verursachen, länger anhalten oder wenn sie dauernd und gleichförmig wiederkehren, beginnen die betreffenden Muskelpartien zu schmerzen.

Der ‚Kloß
im Hals‘
    Es gibt eine Redensart: „Ich hab' mich so erschreckt, daß mir das Herz in den Hals gestiegen ist." Simpler ausgedrückt, klagen viele Patienten über einen Kloß im Hals. Natürlich fürchten sie stets, sie hätten eine Geschwulst. Was jedoch fünfzig Prozent dieser Patienten

wirklich haben, ist eine affektbedingte Muskelspannung am oberen Ende der Speiseröhre; dieser Spannungszustand wird wie ein Klumpen empfunden. Wenn jemand während dieser Muskelanspannung zu schlucken versucht, dann entsteht eine momentane Verzögerung, bevor sie sich lockert, und dem Betreffenden ist dann, als müsse er ersticken. Dadurch ist er erst recht überzeugt, daß mit seinem Schlund irgendetwas Schreckliches los ist, und der Kloß im Hals wird noch einmal so quälend.

Die Muskeln am unteren Ende der Speiseröhre unterliegen solchen affektbedingten physischen Auswirkungen weit seltener als der obere Teil. Das ist ein Glück. Denn wenn die unteren Speiseröhrenmuskeln sich zusammenziehen, dann können sie wochenlang so verkrampft bleiben, daß nichts, nicht einmal Flüssigkeit in den Magen gelangt. Ein Mensch, dem das passiert, würde langsam verhungern, wenn man ihm nicht hülfe.

Der Magen ist für die körperliche Auswirkung seelischer Erregungszustände das Organ par excellence. Jedermann bekommt es täglich zu spüren, wie sehr der Magen auf Erregungen aller Art reagiert. Wenn bei uns alles klappt, dann haben wir Appetit; denn so reagiert der Magen auf lustbetonte Gefühle. Wenn aber etwas mißlingt, dann müssen wir plötzlich feststellen, daß wir den Appetit völlig verloren haben. Es braucht sich aber bloß irgendetwas Angenehmes zu ereignen – etwa, daß ein unbekannter Onkel uns ein Milliönchen vermacht – hurra! dann ist der Appetit sofort wieder da.

Affektzustände der Magenmuskeln

Wenn sich die Magenmuskeln bei bestimmten Gemütsbewegungen zusammenziehen, dann entsteht ein Gefühl, als ob sich im oberen Teil der Bauchhöhle ein Klumpen befände; manche sprechen von einem ,Stein im Magen'.

Wenn sich die Magenmuskulatur aber sehr stark zusammenzieht, entsteht ein bisweilen sehr heftiger Schmerz. Dieser Schmerz hat große Ähnlichkeit mit dem, den ein Magengeschwür verursacht. Im nächsten Kapitel werden wir sehen, daß auch Magengeschwüre auf seelischer Basis entstehen. Hier ist zunächst von einem Muskelschmerz die Rede, nicht von Ulcusschmerzen.

Fünfzig Prozent aller Patienten, die über geschwürartige Schmerzen klagen, haben – wie sich bei der Untersuchung ergibt – keinen

Ulcus, sondern lediglich Magenmuskelschmerzen im Gefolge von Aufregungen.

Daß die beiden Schmerzzustände einander so ähnlich sind, begreift man, wenn man weiß, daß selbst da, wo wirklich ein Geschwür vorhanden ist, nicht der Ulcus selbst weh tut, sondern die Zusammenziehung der ihn umgebenden Muskulatur. Eine schmerzhafte Muskelkontraktion aber verursacht die gleiche Empfindung, ob der Krampf nun durch einen Ulcus oder durch einen Erregungszustand ausgelöst wird.

Vor einiger Zeit hatte ich einen Kolonialwarenhändler als Patienten, der an seelisch bedingten Magenschmerzen litt. Nun, die Konkurrenz der Kettenläden ist bereits Grund genug für emotionale Magenschmerzen! Aber dem armen Kerl fehlte noch mehr. Ich bin überzeugt, wenn ich mit seiner Frau verheiratet wäre, dann wäre ich genau so krank. Damit nicht genug, hatte er auch noch einen Sohn, der dauernd etwas anstellte; er gab sich dabei nicht mit Kleinigkeiten ab, sondern machte dem Vater reichliche Scherereien. Zwischen seinem Kramladen, seiner Frau und seinem Sohn hin- und hergezerrt, hatte mein armer Kaufmann fast immer Magenschmerzen. Und natürlich erzählte ihm irgendein Doktor Allwissend, er hätte ein Magengeschwür. Da tat es dann erst richtig weh. Als er jedoch einen Arzt aufsuchte, der von der Sache etwas verstand, bekam er zu hören, es wäre kein Ulcus. Davon wurden die Schmerzen aber auch nicht besser, denn nun kannte er sich überhaupt nicht mehr aus. Und so wurde es immer schlimmer. Aber schließlich ging ihm selbst auf, daß er kein Geschwür hatte. Immer wenn er nach Nord-Wisconsin zum Fischen ging (und das tat er zweimal im Jahr) brauchte er bloß bis nach Belleville zu kommen – einer Stadt, die vierzig Kilometer von seinem Wohnsitz entfernt lag – da hörte der Schmerz mitten auf der Hauptstraße plötzlich auf. Er spürte ihn auch nicht wieder, bis er zwei Wochen später auf dem Heimweg in Round Grove Hill anlangte und der Turm vom Gerichtsgebäude seiner Heimatstadt in Sicht kam. Dort setzte der Schmerz pünktlich wieder ein.

An der Mayo-Klinik war lange Zeit ein berühmter Arzt, der an den gleichen Schmerzen litt. Er kannte den Charakter seines Leidens; aber solange er in Rochester war, wo ein Patient dem anderen die Klinke in die Hand gab und er vor Arbeit nicht aus noch ein wußte, hatte er, wie er sagte, fast dauernd Schmerzen. Um sie loszuwerden,

gab es nur eins: sich in den Zug zu setzen und wegzufahren. Sobald er
nach Winona kam – nein, schon wenn der Zug die Mitte der Mississippi-
brücke erreicht hatte – war der Schmerz wie fortgeblasen und kam
auch nicht wieder, bis der Zug wieder in Rochester einlief und er
seine Klinik wiedersah. Der Arzt erklärt das Aufhören der Schmerzen in der Brückenmitte damit, daß der Zug hier Minnesota verließ
und er Minnesota nie habe leiden können!

Mein kranker Kolonialwarenhändler sagte mir, er habe Belleville
immer so schön gefunden und hätte immer gern dort gewohnt. Wenn
er auf der Hauptstraße angelangt war, hatte er nach Wochen zum
ersten Mal das Gefühl, es gehe ihm gut. Und in diesem Augenblick
hörte der Schmerz auf.

Die gleiche Art von schmerzhaftem Krampf kann den achteinhalb
Meter langen Darmtrakt befallen, der hinter dem Magen liegt, besonders aber den Dickdarm. Der Dickdarm spiegelt mehr als jedes
andere Organ unsere seelischen Erregungen wider. Er tut das so stark,
daß ein gescheiter Arzt in Philadelphia vor ein paar Jahren feststellte:
„Der Dickdarm ist der Spiegel des seelischen Zustands; wenn im seelischen Bezirk Spannungen auftreten, wiederholen sie sich im Dickdarm."

Der Dickdarm – ein Spiegel seelischer Verfassung

Ich möchte auch meinerseits sagen, daß der Dickdarm ein Schulbeispiel für den körperlichen Niederschlag seelischer Erregungszustände
ist. Bei jedem Menschen wird sich die gleiche Gemütserregung jedesmal auf die gleiche Art körperlich bemerkbar machen. Wenn sich
bei ihm zum Beispiel die Nackenmuskulatur zusammenzieht, so oft er
Angst hat, dann werden sich die gleichen Muskeln bei dem gleichen
Erregungsreiz immer wieder gleich verhalten.

Bei einem andern ist es vielleicht ein 7,5 cm langer Abschnitt des
Mastdarms, der sich bei einer ähnlichen Gemütserregung stark verengt; in diesem Falle wird es stets der gleiche Darmteil sein, der auf
den gleichen seelischen Reiz reagiert.

Wenn sich der Krampfzustand zufällig im rechten oberen Teil der
Bauchhöhle abspielt, so wird dadurch ein Schmerz hervorgerufen, der
einer Gallensteinkolik sehr ähnlich ist. Die Hälfte aller Kranken, die
mit durchaus typischen ‚Gallenattacken' zu uns kommen, haben, wie
sich herausstellt, ganz normale Gallenblasen. Ihre Anfälle rühren von
seelisch bedingten Krampfzuständen im Dickdarm her oder von einem

anderen benachbarten Muskel. Der Physiologe Dr. Andrew C. Ivy in Chicago hat nachgewiesen, daß ein seelisch bedingter Krampf des kleinen Schließmuskels der Gallenwege ebenso große Schmerzen verursachen kann wie eine Gallenkolik.

Gallenkolik-artige Schmerzen auf seelischer Grundlage

Wahrscheinlich hat jeder Arzt irgendwann einmal einen seelisch bedingten Dickdarmkrampf für einen Gallenanfall gehalten. Ich jedenfalls gebe das zu. Ich wurde zu einer Patientin gerufen, bei der alle Symptome und Befunde für eine schwere Gallenkolik sprachen. Jeder Arzt, der sie in diesem Zustand gesehen hätte, würde die gleiche Diagnose gestellt haben. Erst nachdem ich ihr drei Spritzen gegeben hatte, ließ der Schmerz endlich nach. Ich hatte leider zu wenig daran gedacht, daß der einzige Sohn der Patientin zwei Tage zuvor einen Gestellungsbefehl bekommen hatte.

Zwei Tage, nachdem ihr Sohn in ein Ausbildungslager eingerückt war, hatte die Dame einen zweiten, ähnlichen Anfall mit allen Anzeichen einer Gallenerkrankung. Also wieder drei schmerzstillende Spritzen!

Der dritte und schwerste Anfall trat drei Monate später auf, zwei Tage, nachdem die Patientin Nachricht erhalten hatte, daß ihr Sohn von New York mit unbekanntem Ziel nach Übersee abkommandiert worden war. Jetzt war das Befinden der Patientin so schlecht, daß ich sie ins Krankenhaus bringen lassen mußte. Nach Durchleuchtung der Galle war ich sehr überrascht, einen normalen Befund vor mir zu haben. Ich war indessen des Vorhandenseins von Gallensteinen, die das Röntgenbild nicht erfaßt hatte, völlig sicher und riet daher zur operativen Entfernung der Galle. Die Patientin war einverstanden, und die Gallenblase wurde herausgenommen.

Danach ging es der Patientin viele Monate lang gut. Schon war ich geneigt, mich für ein besonders kluges Kind zu halten, als die Dame einen vierten schweren Anfall in der rechten oberen Bauchhöhle hatte, diesmal also ohne Beteiligung der Gallenblase. Der Anfall kam zwei Tage nach Erhalt der Nachricht, daß ihr Sohn in Nordafrika gelandet und die Truppe in Gefechtsberührung mit den Deutschen gekommen sei. Ein fünfter Anfall ereignete sich, als die Patientin erfuhr, ihr Sohn sei verwundet. Dann kam der Junge wieder nach Hause, und seither hat die Dame keine Anfälle mehr gehabt.

34

Wenn sich der seelisch bedingte Dickdarmkrampf rechts unten in der Bauchhöhle abspielt, so wird es hundertprozentig nach akuter Blinddarmentzündung aussehen. Dabei kann es sogar dem besten Arzt passieren, daß er außerstande ist, eine zuverlässige Diagnose zu stellen, insbesondere nicht bei Kindern, die eine erhöhte Bereitschaft zu derartigen Zuständen haben. Sehr oft muß der Chirurg, um sicher zu gehen, die Bauchhöhle öffnen, um dann festzustellen, daß der Blinddarm ganz gesund ist; hingegen sind die Gedärme so stark verkrampft, daß sie völlig weiß aussehen. *(margin: Emotionale ‚Blinddarmentzündung‘)*

Bei anderen Patienten kann der Dickdarm in seiner ganzen Länge von schmerzhaften Krämpfen befallen werden. Seien Sie versichert, daß sich diese Leute miserabel fühlen!

Es existieren derart zahlreiche seelisch bedingte Störungen des Dickdarmes, daß man alle möglichen Bezeichnungen dafür geprägt hat, wie ‚spastischer Dickdarm‘, ‚reizbarer Dickdarm‘, ‚unspezifische eitrige Dickdarmentzündung‘ und viele andere, die alle nichts anderes besagen als einen durch seelische Erregung angegriffenen Dickdarm.

Sie sehen, was für Folgen die sich körperlich niederschlagenden Emotionen im Verdauungstrakt auslösen können. Darum machen Sie, wenn's denn schon sein muß, möglichst eine Stelle ausfindig, die sich links von Ihrem Dickdarm bemerkbar macht; auf dieser Seite gibt es weniger zu operieren.

Zu den weitestverbreiteten Beschwerden gehören die Blähungen verursachenden Darmgase. „Herr Doktor", heißt es immer wieder, „alles was ich esse, wird zu Winden", „Herr Doktor, ich bin ganz entsetzlich aufgetrieben", oder: „Wenn sich das Gas bildet, bekomme ich Herzbeklemmung." Eine Patientin behauptete sogar, daß das Gas, das aus ihrer Nahrung stamme, ihre Brust und ihren Hals durchdränge und zu ihren Ohren hinauspfeife. Die Patienten sind immer überrascht – wie ich es selber auch war, als ich es zum ersten Mal hörte – wenn man ihnen erzählt, daß Gas gar nicht nur ausschließlich beim Verdauungsprozeß entsteht. *(margin: Blähungen)*

Was vor sich geht, wenn wir ‚Gase‘ oder Blähungen haben, ist folgendes: einer oder mehrere Dünndarmabschnitte krampfen sich zusammen. Die krampfhafte Anspannung ist derart fest, daß es zu zeitweiligen Versperrungen kommt, durch die nichts mehr hindurchgeht.

3*

Diese spastische Hemmung dauert von fünf bis zu sechzig Minuten und länger. Der flüssige und gasförmige Inhalt der Eingeweide wird durch die normale Tätigkeit des Darms an den Hindernissen aufgestaut, und infolgedessen werden die Gedärme aufgebläht. Diese Aufgedunsenheit während der Verkrampfung empfindet das Opfer als sehr unbehaglichen Zustand. Wenn sich der Krampf am Schluß ziemlich plötzlich lockert, schießt der aufgestaute Darminhalt mit ärgerlichem Gegurgel los. Man kann das fühlen, manchmal sogar hören. Wenn der Druck nachläßt, sagt man sich: „Jetzt geht das Gas ab."

Das also ist Gas. Auf dem Röntgenschirm habe ich bei ein- und demselben Menschen gleichzeitig achtzehn bis zwanzig solcher Krämpfe beobachten können. Glauben Sie mir, ihm war nicht wohl in seiner Haut, und das beruhte nicht auf Einbildung.

Wir zeigen den Patienten, die an Blähungen leiden, Farbfotos der geöffneten Bauchhöhle während einer Operation. Ein Patient, der in diesem Zustand fotografiert wurde, war ein junger Mann mit einem beachtlichen Vorstrafenregister. Aus bestimmten klinischen Gründen wurde die Operation unter Lokalanästhesie vorgenommen, so daß nur die Bauchwand betäubt war. Als die Bauchhöhle geöffnet war, lagen Dünndarm und Dickdarm frei und machten einen normalen Eindruck.

Nachdem eine erste Aufnahme gemacht worden war, fragte der Chirurg den Patienten: „Sind Sie in letzter Zeit mal mit der Polizei in Konflikt gekommen?" (obwohl er ganz genau wußte, daß die Polizei den Burschen am Krankenhaustor in Empfang nehmen würde, sobald er entlassen wäre). Innerhalb einer Minute traten mehrere sichtbare Krämpfe mit den typischen Blähungen hinter den abgeschnürten Stellen im Dünndarm auf. Wir machten das zweite Bild. Der Chirurg fragte: „Wie fühlen Sie sich jetzt?" Der junge Mann gab zur Antwort: „Ganz aufgetrieben."

Seelische Ursachen des Aufstoßens   Mit dem Aufstoßen hat es eine ganz ähnliche Bewandtnis, nur, daß es sich hier um Vorgänge im Magen handelt. Natürlich meine ich nicht den herzhaften ‚Rülpser' nach einem reichlichen Essen oder einem Glas Bier, sondern das lästige Aufstoßen, mit dem manche zu kämpfen haben, sobald etwas sie irritiert oder sie unter Druck stehen. Ich kenne einen sehr guten Redner, der während der ersten zehn

Minuten, in denen er sein Publikum sondiert, einen oft vergeblichen Kampf mit dem Aufstoßen führt. Wenn er sicherer geworden und in Schwung gekommen ist, wird er seiner wieder Herr.

Nie werde ich einen Patienten vergessen, den ich 1942 kennenlernte. Der Ärmste stieß ununterbrochen alle dreißig Sekunden auf, ob er nun zu Hause, in der Kirche oder in einem Sprechzimmer war. Und das ging nun schon seit einer Woche so. Glauben Sie mir, er wäre das gerne losgeworden! Alles, was er versuchte, hatte ihm nicht im geringsten geholfen. Ein Chirurg hatte bereits geraten, die entsprechenden Nervenbahnen im Gehirn zu durchtrennen, um das Zwerchfell stillzulegen.

Es hatte folgendermaßen begonnen: Er hatte im Frühjahr 1942 seine Farm verkauft und eine Bäckerei erworben. Das Gewerbe war ihm völlig fremd. Man wird sich noch erinnern, daß 1942 alles, was man in einer Bäckerei braucht – Zucker, Mehl, Schmalz – streng rationiert war. Nun war der arme Kerl aber im Rechnen ebenso schwach wie im Bäckerhandwerk, und es dauerte nicht lange, da hatte er derartige Schwierigkeiten mit den örtlichen Zuteilungsstellen, daß man ihn den Behörden melden wollte. Damals erreichte seine Hilflosigkeit ohnedies gerade ihren Höhepunkt, weil sein Bäcker, von dem er völlig abhing, einberufen wurde. Jetzt tat der Bäckereibesitzer das, was Sie und ich unter den Umständen vielleicht auch getan hätten: er fing an aufzustoßen.

Da gab es offensichtlich nur eine einzige Art der ‚Behandlung': die Bäckerei verkaufen und der Sache ein Ende machen. Als man ihm das nahelegte, lächelte der Mann zum erstenmal, seit ich ihn kannte. Zwölf Stunden nach dem Verkauf war das Aufstoßen zu seiner unendlichen Erleichterung verschwunden.

Bis jetzt haben wir uns mit den Symptomen beschäftigt, die infolge seelischer Erregungszustände in den Muskeln der Verdauungswege auftreten. Aber auch alle anderen Muskeln des Körpers werden von solchen Gemütserregungen in Mitleidenschaft gezogen, insbesondere die Wände aller Blutgefäße, bis auf die allerkleinsten. Eine der sichtbarsten und bekanntesten Reaktionen der Blutgefäße ist das Erröten. Aber es gibt noch viele andere. Die nicht sehr großen Blutgefäße, die innerhalb und außerhalb des Schädels verlaufen, sind für gefühls-

Emotionelle Manifestationen in der Muskulatur der Blutgefäße

bedingte Reize äußerst empfindlich. Wenn sich diese Gefäße infolge
einer Erregung zusammenziehen, entsteht Kopfschmerz, sowohl das
gewöhnliche Kopfweh als auch die schwerere Form, die als Migräne
bekannt ist. Rund 85 Prozent jeder Art von Kopfweh sind seelisch
bedingt. In vielen Fällen, wenn auch nicht immer, ist der ursäch-
liche Zusammenhang zwischen seelischer Störung und Kopfweh klar
zu erkennen.

Das Kopfweh erregende Gefühlsmoment kann, ein verborgener
Kummer sein, den der Betreffende nicht einmal sich selbst eingesteht,
geschweige einem anderen mitteilt, auch nicht, wenn er dazu überhaupt fähig wäre. Im allgemeinen aber sind die Gefühlsstörungen, die
sich hinter einem Kopfschmerz verbergen, leicht zu erkennen.

So trat beispielsweise bei einer meiner Patientinnen jedesmal,
wenn sie in die Stadt fuhr, eine schreckliche Migräne auf, die sie am
nächsten Tag bettlägerig machte. Sie lebte auf einer Farm und war
eine peinlich gewissenhafte Hausfrau. In die Stadt fahren, bedeutete
für sie: das Haus tipptopp zurücklassen, die Kinder waschen und an-
ziehen, überlegen, was sie in der Stadt zu tun hatte, und sich, da sie
sehr schüchtern war, vor dem Zusammensein mit fremden Menschen
zu fürchten. Bis sie soweit war, daß sie fahren konnte, hatten sich
auch schon die Kopfschmerzen eingestellt, und wenn sie wieder heim-
kam, mußte sie sich hinlegen. Offensichtlich hieß das einzige Heilmittel: nicht mehr zur Stadt zu fahren. Natürlich tut sie das gelegentlich immer noch – manchmal, um zum Arzt zu gehen. Auch dann
kommt sie mit Kopfweh nach Hause.

Unreine Haut als Folge von seelischen Störungen Gemütserregungen, die sich in den Blutgefäßen manifestieren,
können noch auffälligere Folgen haben. Volle dreißig Prozent aller
Hautkrankheiten in den Vereinigten Staaten fallen unter die Kategorie,
die die Hautärzte Neurodermatitis (nervöse Hautentzündung) nennen.
Eine Neurodermatitis kann überall am Körper auftreten. An den be-
fallenen Hautstellen werden die kleinen Blutgefäße des Unterhaut-
gewebes ständig durch seelische Einwirkung verengt. Jedesmal wird
dann eine kleine Menge Blutserum durch die dünne Schicht, in der
die Gefäße sich befinden, ausgestoßen. Wenn dieser Zustand anhält,
so sammelt sich ein beträchtliches Quantum Serum in den Geweben
an. Zuerst verdickt sich die Haut leicht, dann rötet sie sich. Und

bald steht genug Blutserum unter Druck, um den Weg an die Hautoberfläche zu finden; sie fängt an zu nässen, sich abzuschälen, Krusten zu bilden und zu jucken, und wir haben eine vollendete Neurodermatitis vor uns.

Ich hatte einen dreiundsiebzigjährigen Patienten, der seit Jahren an einer schrecklichen allgemeinen Neurodermatitis litt. Bis zum achtundsechzigsten Lebensjahr hatte er nie eine Hautkrankheit gehabt. Mit siebenundsechzig hatte er seine erste Frau verloren und sich mit achtundsechzig mit einer Frau seines Alters zum zweiten Male verheiratet. Kurz nach der Eheschließung entwickelte sich die Dermatitis, und als die beiden von der Hochzeitsreise zurückkamen, war sie so schlimm, daß er sich in ein Hospital begeben mußte. Nach einwöchigem Krankenhausaufenthalt war die Haut soweit abgeheilt, daß er wieder nach Hause gehen konnte; doch erlitt er schon kurz darauf einen Rückfall. Im Lauf der Zeit mußte er sich aus geschäftlichen Gründen in der mehrere hundert Kilometer entfernten Stadt Moline aufhalten. Eine Woche nachdem er von zu Hause weg war, wurde die Dermatitis zusehends besser. Als es das nächste Mal wieder schlimmer wurde, kehrte er sofort nach Moline zurück, weil das billiger war, als in ein Krankenhaus zu gehen. Einige Zeit darauf hatte er geschäftlich in einer anderen entfernten Stadt zu tun und stellte fest, daß auch dort nach einer Woche die Hautentzündung zurückging. Schließlich war auch seine Frau einmal von zu Hause abwesend, um eine kranke Angehörige zu pflegen, und der Patient war allein in der Wohnung. Er traute seinen Augen nicht, als nach einer Woche seine Haut sauber war. Die Zusammenhänge waren nicht mehr von der Hand zu weisen.

Wir fragten ihn: „Von welcher neuen Seite haben Sie Ihre Frau auf der Hochzeitsreise kennengelernt?" Er antwortete wie aus der Pistole geschossen: „Sie will immer die erste Geige spielen und andere tyrannisieren, und das halte ich nicht aus." Wir nahmen uns die Frau vor und setzten ihr auseinander, daß sie schuld an dem Hautausschlag ihres Mannes sei. Sie wollte es zuerst nicht glauben, versprach aber, sich zurückzuhalten und sich Mühe zu geben, ihre Herrschsucht zu zügeln. Sie machte ihre Sache so gut, daß die Neurodermatitis ihres Mannes vollständig verschwand. Hie und da zeigen sich Spuren von Wiederaufleben, dann reden wir einfach der Frau wieder einmal gut zu.

39

Eine Verkrampfung der Nackenmuskulatur verursacht den bekanntlich weitverbreiteten Schmerz im Genick. Durch sorgfältige Untersuchungen während des Zweiten Weltkrieges wurde nun festgestellt,
daß das Phänomen, das man bis dahin Muskelrheumatismus genannt
hatte, fast immer durch Spannungen im Gefühlsleben hervorgerufen
wird. Schon während des Ersten Weltkriegs hatte ein bestimmter
Prozentsatz der Soldaten im Schützengraben Bindegewebsentzündung
bekommen. Man schrieb dies der Nässe, den Entbehrungen und den
harten Lebensbedingungen in den Gräben zu. Aber im Zweiten Welt-
krieg bekamen fast genau ebensoviel Prozent unserer Soldaten Bindegewebsentzündung. Und zwar blieb der Prozentsatz gleich, ob sie nun auf
den feuchtkalten Aleuten kämpften oder im trockenheißen Nordafrika.

Man stellte ferner fest, daß die Häufigkeit der Bindegewebe-
erkrankungen ständig zunahm, je mehr die Truppe sich von der Aus-
gangsbasis fort in Richtung Front bewegte. Schließlich und endlich
wurde es klar, daß da etwas Seelisches im Spiel war – das Gefühl,
das entsteht, wenn etwas von einem verlangt wird, was man niemals
freiwillig auf sich nehmen würde, sondern eben nur unter Zwang.

In dieser Lage versteift man sich unwillkürlich und verkrampft bestimmte Muskelpartien – sehr häufig die des Schultergürtels. Das
passiert selbstverständlich auch Menschen im zivilen Leben, die sich
dauernd mit Situationen auseinandersetzen müssen, denen sie lieber
aus dem Wege gingen. Wenn solche Situationen kritisch werden, oder
wenn sie lange Zeit unverändert anhalten, so kommt es schließlich
zu Schmerzzuständen.

Ein derartiger Schmerz ist besonders häufig am linken Brustmuskel
lokalisiert. Man schenkt aber einem Schmerz auf der linken Brust-
seite bedeutend mehr Beachtung, wie wenn er rechts aufträte, und
regt sich viel mehr darüber auf, weil der Betroffene bei anhaltenden
Schmerzen immer leicht eine Herzkrankheit befürchtet. Jetzt fehlt
bloß noch ein unsicherer Arzt, der flüstert: „Sie könnten wohl eine
kleine Herzinsuffizienz haben", und der Patient kann sich in eine langwierige, seelisch bedingte und ärztlich genährte Krankheit flüchten.

Bindegewebsentzündung ist eine besonders häufige Ursache unserer
körperlichen Schmerzen. Die meisten von uns machen sie früher oder
später einmal durch, manche haben sie dauernd. Zu den letzteren gehöre auch ich; ich habe fast immer Bindegewebsentzündung. Und

natürlich ist sie seelisch bedingt. Ich bin jeden Tag gezwungen, mehr Patienten zu behandeln, als ein Arzt vernünftigerweise sollte – so viele, daß ihr bloßer Anblick mich körperlich und seelisch aufs schwerste belastet. So tut mir beständig an irgendeiner Stelle etwas weh, besonders, wenn sich die aufgeregte Verwandtschaft eines besonders schwer Erkrankten an meine Rockschöße hängt.

Wenn ich in Urlaub gehe, bleibt die Bindegewebsentzündung im Sprechzimmer zurück, und wenn ich wiederkomme, ziehe ich sie mit meinem Kittel wieder an. Jetzt gerade habe ich sie beispielsweise so schwer in der rechten Schulter, daß ich kein Haustor öffnen könnte. Das Entscheidende ist allerdings, daß ich genau weiß, was mir fehlt und woher es kommt. Ich nehme es deswegen nicht tragisch.

Viele andere, die nicht in der glücklichen Lage sind, ihr eigener Arzt zu sein, nehmen sich ihre Bindegewebsentzündung sehr zu Herzen. Sie fürchten vielleicht, sie hätten Krebsmetastasen, oder sie glauben, sie hätten Artritis deformans, und warten nun voll Angst darauf, daß sie zum Krüppel und damit arbeitsunfähig werden. Nichts könnte weniger stimmen.

Bindegewebsentzündung führt niemals zur Verkrüppelung, und sie führt auch nur dann zur Arbeitsunfähigkeit, wenn der Betroffene das selbst zuläßt. Sie ist gar nichts Ernsthaftes, sie ist nur verflixt lästig.

Ich muß hier einen Augenblick abschweifen, um Ihre Aufmerksamkeit auf einen sehr wichtigen Punkt zu lenken, der, wenn er nicht beachtet wird, viele auf den langen, beschwerlichen Weg des Bauchwehs bringen könnte.

Wenn wir irgendwann an einem arbeitsreichen Tag innehalten und uns die Frage vorhalten: „Wo tut mir was weh?", dann entdecken wir für gewöhnlich irgendeinen Schmerz, vielleicht am Fuß, vielleicht im Unterleib. Manchmal befällt uns aus heiterem Himmel ein heftiger, momentaner Schmerz: vielleicht am Schenkel oder an der Brust, ein Schmerz, der so stark ist, daß wir in unserer hektischen Betriebsamkeit einen Augenblick einhalten müssen. Derartige Schmerzen gehören zu den normalen Lebensvorgängen. Aus unerklärlichen Gründen ist ein Nervenende gereizt worden, hat sich ein Blutgefäß schmerzhaft zusammengezogen oder ist ein Krampf in einem Muskelstrang entstanden. Bei manchen Menschen ist die Bereitschaft, den Schmerz wahrzu-

Es tut immer irgendwo weh

nehmen, erhöht, weil bei ihnen die Schwelle der Schmerzempfindlichkeit niedriger liegt als bei anderen.

Der verstorbene Dr. E. Libman in New York City, einer der größten Ärzte Amerikas, machte vor einigen Jahren darauf aufmerksam,
daß manche Menschen schmerzempfindlicher sind als andere; nicht
etwa, weil sie die größeren Kinder geblieben sind, sondern weil sie
einfach eine erhöhte Schmerzbereitschaft haben. Er dachte sich
einen ganz einfachen klinischen Test aus, um zu ermitteln, wie
schmerzempfindlich jemand ist. Dieser Test besteht in einem Druck
auf den griffelförmigen Knochenfortsatz, der genau unter dem Ohr-
läppchen und hinter dem Kiefergelenk liegt. Eine unempfindliche Ver-
suchsperson wird nicht zusammenzucken, wenn ein Druck auf den
Griffelfortsatz ausgeübt wird, während schmerzempfindliche Menschen zurückfahren und das Gesicht verziehen.

Jemand, der sehr schmerzempfindlich ist, *empfindet schon die normale
Darmperistaltik* als Schmerz.* Ich gebe diesen Satz kursiv gedruckt, weil
er eine Erklärung dafür darstellt, warum manche Menschen dauernd
Unbehagen oder Schmerz im Leib empfinden. Solche Leute werden
ihr Leben lang chronisch krank sein und ein Opfer der Schulmediziner
werden, wenn sie sich nicht ihre Schmerzempfindlichkeit klarmachen
und die Ursache ihrer Leibschmerzen begreifen.

Jeder, der an den üblichen Alltagsschmerzen leidet, kann, wenn er
seine ganze Aufmerksamkeit und sein ganzes Bewußtsein darauf kon-
zentriert, eine Riesengeschichte daraus machen. Er braucht sich bloß
in sein Wehwehchen zu knien, dann wird es immer größer und immer
interessanter, und schließlich ist aus der Mücke ein Elefant geworden.

Ein anderer Faktor, der den schwächsten Schmerz vergrößern und
verschlimmern kann, liegt in sämtlichen Arten von Spannungszustän-
den. Es ist auf verschiedene Weise nachgewiesen worden, daß Angst die
Schmerzschwelle herabsetzt. Empfindungen, die wir normalerweise
nicht einmal schwach schmerzhaft nennen oder in guter Stimmung
überhaupt nicht bemerken würden, werden in Zeiten nervöser Erschöpfung oder Gefühlsbelastung sehr schmerzhaft.

Das ist einer der Gründe, warum so viele Leute bei seelischer Belastung Schmerzen im Rücken bekommen. Jeder erlebt früher oder

---

* *Peristaltik nennt man die Bewegung, die den unkontrollierbaren Muskeln des Darm-
kanals zum Abwärtsschieben des Inhalts eigentümlich ist.*

später einmal solche leichten Rückenschmerzen. Nach geringfügiger Muskelanstrengung sind sie meist so schwach, daß man nicht darauf achtet; aber durch seelische Spannungen wird die Schmerzschwelle so herabgesetzt, daß der Rücken auf schmerzauslösende Reize bedeutend stärker reagiert.

Ich habe in diesem Kapitel einige der bekanntesten und darum für den Leser interessanteren Erscheinungen angeführt, die sich bei Gemütserregungen in der Muskulatur widerspiegeln. Es gibt deren aber ebensoviele, wie es Muskeln im Körper und an den inneren Organen gibt. Es würde zu zeitraubend und auch zu langweilig für Sie sein, wenn ich sie alle aufzählte.

Ich wollte Ihnen mit meinen Beispielen nur eine Vorstellung davon geben, auf welche Weise unser Gemütsleben – *Ihr* Gemütsleben – es zustandebringt, Krankheiten zu verursachen. Haben wir das erst einmal als wahr begriffen, dann brauchen wir uns über die unangenehmen Empfindungen in unserem Innern nur noch selten aufzuregen. Mit dieser Erkenntnis haben wir den ersten großen Schritt getan, den wichtigsten, das Übel zu vermeiden.

Wir werden weiter sehen, daß die seelischen Auswirkungen, die über das vegetative Nervensystem erfolgen, nicht so schwerwiegend sind wie die, die über die endokrinen Drüsen zustandekommen; aber sie sind verbreiteter und verursachen mehr Gebrechlichkeit, Anfälligkeit und Elend, als wir uns für gewöhnlich vorzustellen vermögen.

VOM ÜBERHETZTEN ATMEN

Es gibt eine Gruppe stark verbreiteter seelisch bedingter Erscheinungen, die jedem, der sie bei sich erlebt, panische Angst einjagt. Diese Gruppe ist medizinisch als Hyperventilationssyndrom* bekannt. Sie ist insofern von historischem Interesse, als man hier zum erstenmal ein Syndrom als gefühlsbedingt erkannt hat; gleichzeitig war es das erste, bei dem ein chemischer Faktor eine ausschlaggebende Rolle spielt.

Wahrscheinlich haben auch Sie das Hyperventilationssyndrom schon einmal durchgemacht.

Hyper-
ventilation
als Folge
von
Aufregung

Wir verstehen unter Hyperventilation einfach zu tiefes oder zu schnelles Atmen oder beides zugleich. Sie werden beobachtet haben, daß Sie bei einer heftigen Aufregung schneller als sonst atmen. Die meisten von uns atmen im Ruhezustand sechzehn- bis achtzehnmal in der Minute. Wenn wir diese Zahl auf zweiundzwanzig steigerten, so würden wir selbst, oder jemand, der neben uns steht, den Unterschied wahrscheinlich gar nicht bemerken, wohl aber unser Körper; wie, das wollen wir kurz beschreiben.

Wenn wir rascher als normal atmen, gibt das Blut durch die Lungen mehr Kohlensäure ab, als im Körper gebildet wird. Infolgedessen sinkt der Kohlensäuregehalt des Blutes allmählich bis zu einem Punkt ab, an dem sich folgendes ereignet:

Zunächst stellt sich ein Kribbeln unter der Haut ein. Darauf folgt ein deutlich wahrnehmbares Absterben der Finger, Hände und anderer

---

* *Unter Syndrom versteht man eine Symptomengruppe verschiedener Krankheits-erscheinungen.*

Körperteile, das zunehmend stärker wird, bis zu einem Empfinden, als werde die ganze Haut von Nadeln durchstochen. Aber längst bevor das taube Gefühl diesen Grad erreicht, treten andere Erscheinungen auf. Das Herz beginnt zu galoppieren; man zittert, zuerst innerlich, dann am ganzen Körper. Im Kopf entsteht ein Gefühl der Leere, das bis zur Ohnmacht führen kann. Schließlich treten Krämpfe auf, die zunehmend schwerer werden, bis schließlich jeder Skelettmuskel sich zu verkrampfen scheint. Arme und Beine werden in schmerzhaften spastischen Stellungen zusammengezogen, die wir als Starrkrampf kennen. Es gibt Patienten, die in der Erregung die ganze Stufenleiter der Hyperventilation durchlaufen, bis der Starrkrampf eintritt.

So rief mich beispielsweise ein Farmer eines Tages aufgeregt an: sein Sohn sei gerade vom Heuwagen gestürzt. Ich fuhr schnellstens zu der Farm hinaus und fand den Vater mit Starrkrampf am Boden liegen; in seiner Erregung hatte er zu heftig geatmet. Er brauchte die Hilfe notwendiger als der vom Wagen gestürzte Sohn. Der Mann hatte häufig Anfälle von Hyperventilation.

Ein andermal telefonierte ein Zahnarzt aus der Stadt, ich solle doch sofort in seine Praxis kommen, weil – wie er sagte – der gleiche Farmer bei ihm einen Anfall bekommen habe. Ich fand ihn wieder mit Starrkrampf am Boden liegen. Er hatte sich den ganzen Tag vor dem Gang zum Zahnarzt gefürchtet und dadurch zu rasch geatmet. Das rächte sich, sobald er auf dem Behandlungssessel saß.

Bei anderen Patienten treten andere Symptome der Hyperventilation stärker als die Krämpfe in Erscheinung. Sehr häufig fühlt ein erschreckter Patient tausend Nadeln im Körper, und das Herz schlägt wie wild. Sein Schrecken ist ganz natürlich, denn er hat in diesen Augenblicken das Gefühl, als ob sein letztes Stündchen geschlagen habe. Andere Patienten bekommen Blutleere im Gehirn oder fallen während beziehungsweise nach der Hyperventilation in Ohnmacht. Ein junges Mädchen war zwei Monate bettlägerig, weil sie dauernd so kurz atmete, daß sie ohnmächtig wurde, sobald sie versuchte, auf den Füßen zu stehen.

Interessanterweise ist Hyperventilation während des Schlafs ein ganz allgemeiner Vorgang. Wenn Sie einen Schlafenden beobachten, besonders jemanden in schwieriger Lebenslage, dann werden Sie sehen, Im Schlaf atmen wir rascher

45

daß er eine Zeitlang rasche und tiefe Atemzüge tut, dann plötzlich ganz ruhig Luft holt, um danach den Zyklus von vorn zu wiederholen. Unsere Gedanken kommen nie zur Ruhe; wir träumen während der ganzen Nacht, und im nächtlichen Schlaf ist der sonst wirksame Zensor – unser gesunder Menschenverstand – außer Tätigkeit.

Wenn jemand uns bei einer Begegnung etwas Häßliches gesagt und uns damit den Tag verdorben hat, so erscheint uns der Betreffende nachts im Traum vielleicht als Anführer einer Indianerschar, die uns auf einen Abgrund zuhetzt. Im Schlaf reagiert unser Gefühl so, als ob wir wirklich in eine Katastrophe hineingetrieben würden. Wir werfen uns im Bett hin und her, und dabei tritt die Hyperventilation ein.

Während meiner jetzt zwanzigjährigen ärztlichen Praxis bin ich durchschnittlich einmal wöchentlich gegen zwei Uhr nachts zu irgendeinem Patienten gerufen worden, der während einer Hyperventilation aufgewacht war – vielleicht gerade in dem Moment, wo er im Begriff war, ‚in den Abgrund gestoßen‘ zu werden. Wenn er aufwacht, ist die Hyperventilation gewöhnlich an dem Punkt angelangt, wo das Herz rast und die Hände absterben. Natürlich glaubt jemand, dem das passiert, er sterbe an einer Herzattacke.

Einmal wurde ich von einem zwanzig Kilometer entfernten Ort aus angerufen. Ein Ehemann schrie verzweifelt ins Telefon: „Meine Frau stirbt an einem Herzanfall! Kommen Sie so schnell wie möglich!" Ich kannte beide, und ich hätte zehn zu eins gewettet, daß Hyperventilation vorlag. Als ich ankam, war ich froh, daß ich losgefahren war, weil sowohl der Mann wie die Frau im Starrkrampf lagen und ärztlicher Hilfe dringend bedurften.

Vorangegangen war folgendes: Die Frau war aufgewacht, weil ihre Hände eingeschlafen waren und ihr Herz wild klopfte. Ihr erster Gedanke war: „Ich habe einen Schlaganfall bekommen, wie meine Mutter." Sie weckte ihren Mann auf und klagte ihm, wie scheußlich ihr zumute sei. Er seinerseits dachte sofort: „Meine Frau hat einen Herzanfall, wie mein Vater einen hatte." Sie regten sich beide darüber mehr und mehr auf und atmeten weiter zu schnell, was den Starrkrampf herbeiführte. Andere wachen nicht eher aus dem Schlaf auf, als bis sie von der Hyperventilation Beinkrämpfe bekommen haben. Sie ist häufig die Ursache dieser nächtlichen Beinkrämpfe, ein Zustand, der durch eine billige Tablette sehr einfach verhütet werden kann.

Merken wir uns: Wer in Spannung oder unter Belastung lebt, ist in Gefahr, zu rasch zu atmen, rascher als normal; aber er merkt es nicht. Dabei atmet er soviel Kohlensäure aus, daß sich der Kohlensäuregehalt des Blutes verringert. Dadurch treten Taubheit der Glieder, Hautkribbeln, Ohnmachten, Schwächezustände oder Krämpfe auf. Oft spüren wir auch beim Erwachen aus schweren Träumen dies oder jenes Symptom der Hyperventilation, und wenn wir dann nicht wissen, wovon es herrührt, verfallen wir allzu leicht der Furcht vor drohendem Unheil.

SEELISCHE VORGÄNGE
VERURSACHEN KRANKHEITEN AUF DEM WEG
ÜBER DAS DRÜSENSYSTEM

Ärzte und Laien wissen seit langem, daß das Nervensystem auf irgendeine Weise wesentlich an seelisch bedingten Erkrankungen beteiligt ist. Bekanntlich hört man dauernd Bemerkungen wie:
„Das sind die Nerven."
„Ich bin nur noch ein Nervenbündel."
„Wenn ich doch bloß bessere Nerven hätte."
Tatsächlich fehlt den Nerven bei seelisch bedingten Krankheiten überhaupt nichts. Sie sind organisch genau so normal wie der übrige Körper. Die Nerven haben mit der Sache aber insofern zu tun, als sie die Boten sind, die dem Dickdarm mitteilen, er habe sich zusammen-zuziehen, oder dem Herzen, es müsse schneller schlagen.

Wie gesagt: Die Erkenntnis, daß das Nervensystem auf irgendeine Weise mit den seelisch bedingten Krankheiten verknüpft ist, ist nicht neu. Aber erst Ärzte wie Lange, Cannon, Dunbar, Wolf und Wolff haben uns genauer gezeigt, wie die Dinge vor sich gehen. Und dann betrat Dr. Hans Selye aus Montreal die Szene*.

Dr. Hans Selye   Dr. Selye hat erst im Jahre 1936 mit seiner Arbeit begonnen. Viele haben sich ihm seitdem angeschlossen. Und heute ist ein gewaltiges und aufrüttelndes neues Kapitel über die seelisch be-dingten Erkrankungen, ein neues Verständnis für sie im Entstehen begriffen. Die wildesten Vermutungen, die wir vor 1936 über see-lisch bedingte Krankheiten zusammenphantasierten, sind eine zahme Untertreibung im Vergleich zu dem, was wir inzwischen wissen.

---

     * *Eine gute Zusammenfassung der wichtigsten Forschungsergebnisse auf diesem Gebiet findet sich bei David Stafford-Clark, ‚Psyche, Krankheit und Heilung‘, München, 1967.*

Dabei haben wir mit der Sammlung unserer neuen Erkenntnisse erst begonnen.

Heute wissen wir, daß jene Organgruppe, die ‚endokrine Drüsen' genannt wird, ebensoviel mit seelischen Auswirkungen zu tun hat wie das Nervensystem. Noch bedeutsamer ist es, daß die Einwirkung seelischer Vorgänge auf die Tätigkeit der endokrinen Drüsen die Einwirkung auf die Nerven an Wichtigkeit und Umfang bei weitem übertrifft. So stark, daß man wahrheitsgemäß eher sagen könnte: „Das sind meine Drüsen", statt „Das sind meine Nerven".

Dr. Selye fing mit Untersuchungen der Hypophyse an. Schon aus der Lage der Hypophyse am unzugänglichsten Teil des Körpers läßt sich auf ihre vitale Bedeutung schließen. Sie befindet sich innerhalb der Schädelkapsel an der Hirnbasis, eingebettet in eine Knochenschale und somit gegen fast jede erdenkliche Schädigung geschützt. Aus dieser geschützten Lage läßt sich folgern, daß die Hypophyse unser wichtigstes Organ ist. Und das ist sie auch. *Die Hypophyse*

Die Hypophyse hat nur den Umfang und Umriß einer besonders großen Erbse. Trotz ihres unbedeutenden Formats ist sie aber die Hauptschaltstelle für den ganzen Körper. Sie produziert eine erstaunliche Vielfalt von Hormonen. Einige davon sind bekannt, eines konnte in reiner Form dargestellt werden, verschiedene andere vermutet man, konnte sie jedoch noch nicht nachweisen.

Wir wissen, daß ein Hormon der Hypophyse den Blutdruck erhöht; daß ein anderes lockere Muskeln zur Kontraktion bringt; daß eines die Urinbildung in den Nieren unterbindet und ein anderes sie fördert. Eine weitere Hormongruppe reguliert die Tätigkeit der übrigen endokrinen Drüsen. Diese produzieren viele weitere Hormone, durch die so ziemlich alles geregelt wird, was im Organismus vorgeht.

Die Hypophyse kann mit einer Schlüsselindustrie verglichen werden, die still und emsig Tag und Nacht arbeitet, um den wesentlichsten Bedarf für das körperliche Wohlergehen zu produzieren. Von ihrer reibungslosen Tätigkeit hängt das Wohlbefinden des ganzen Körpers ab.

Aber diese Fabrik – die Hypophyse – hat noch eine größere Bedeutung. Sie kontrolliert nicht nur die körperlichen Vorgänge in Zeiten der Ruhe und des Friedens, sie wird sozusagen zum Hauptverteidigungsbetrieb, sobald der Organismus auf irgendeine Weise gefährdet

handelt, wie bei Erkältung oder leichter Grippe, ist auch das Krankheitsbild nicht ausgeprägt; man hat vielleicht Kopfweh, ist müde, appetitlos und hat ein paar Striche Temperatur mehr als sonst. Ist die Infektion schwerer, dann wird mehr STH ausgeschüttet, und das Krankheitsbild bekommt einen viel ernsteren Anstrich. Am Herd der Infektion tritt ein entzündlicher Prozeß mit Rötung, Schwellung und Hitzeentwicklung auf; die Temperatur kann rasch, wie zum Beispiel bei Lungenentzündung, bis auf 40,5 Grad Celsius ansteigen; allgemeine Schmerzen und Beschwerden treten hinzu, Kopfweh, Magen-Darm-verstimmungen, Appetitlosigkeit, Gewichtsverlust, Eiweiß im Urin, erhöhte Ausscheidung von Stickstoff, Kalium und Phosphaten, häufig auch Hautausschläge. Alle diese Erscheinungen und noch zahlreiche andere werden vom STH bewirkt. Wie wir später sehen werden, kommen sie sehr rasch zum Verschwinden, wenn ACTH, das adreno-corticotrope Hormon der Hypophyse, gespritzt wird, das dem STH entgegenwirkt.

Die Hauptbedeutung des STH liegt aber darin, daß es die Abwehr-kräfte des Körpers gegen die Infektion mobilisiert, während es gleich-zeitig die Krankheitssymptome produziert. Es ruft die Abwehrkräfte und die Phagozythen* auf den Plan. Tatsächlich sind schon die Krank-heitssymptome selbst eine Verteidigungsmaßnahme und eine wohl-tätige Reaktion auf das Eindringen von *Bazillen*. Wenn es das STH nicht gäbe, würden wir an unserer ersten Erkältung zugrundegehen.

Nun wird STH aber auch unter dem Druck von düsteren, trüben, verzweifelten Stimmungen erzeugt. Es gibt Patienten wie Mrs. G., die sich, wenn sie einen ganz gewöhnlichen Schnupfen mit einer leich-ten STH-Belastung hat, über ihre Erkältung zu Tode grämt. Die Folge davon ist, daß zu der STH-Belastung durch die Infektion noch eine seelische hinzukommt. Ergebnis: Mrs. G. ist jedesmal, wenn sie einen leichten Schnupfen hat, so krank, als ob es eine schwere Lungenent-zündung wäre. Ihre Widerstandsfähigkeit gegen Infektionen ist an sich hervorragend, weil die STH-Ausschüttung prächtig funktioniert. Aber selbst wenn alle Anzeichen dafür sprechen, daß die Infektion abge-klungen ist, bleibt sie noch lange Zeit krank, weil die Ausschüttung von STH infolge ihres Gemütszustandes immer noch anhält.

---

* *Phagozythen sind Freßzellen im Blut, die abgestorbene Gewebstrümmer, Bakterien usw. in sich aufnehmen.*

Wenn ein Schnupfen im Anzug ist, rollt bei ihr folgende Platte ab: „Ach du liebe Zeit, da kriege ich wieder mal eine von meinen gräßlichen Erkältungen; entsetzlich, da werde ich den ganzen Winter und bis in den Sommer hinein schwer krank sein. Diese furchtbaren Erkältungen machen mich jedesmal ganz fertig. Mein Rücken schmerzt entsetzlich; das Kopfweh bringt mich um; ich weiß schon, das endet noch mit einer Niereninfektion", und so weiter.

Es ist kein bißchen übertrieben, wenn ich sage, daß Mrs. G. häufig die ganze Seelenqual ihrer so ausgiebigen Erkältungen durchmacht, ohne sich überhaupt wirklich erkältet zu haben. Ich habe sie ein paarmal besucht, wenn sie bloß *dachte*, sie hätte sich eine Erkältung zugezogen. Tatsächlich war im Augenblick nicht der geringste Beweis einer Infektion vorhanden, aber der vom Seelischen her auf das STH ausgeübte Reiz war stark genug, ein schweres Krankheitsbild hervorzurufen. Es ist ebenso komisch wie wahr: Mrs. G. ist tatsächlich so krank, wie sie sagt!

Etwas ganz Gegenteiliges tritt ein, wenn jemand außer an einer Infektion auch noch an jener höchst unangenehmen Art von Gemütsbewegungen leidet, die die Absonderung von ACTH steigern. Wie wir gleich sehen werden, hebt ACTH alle Wirkungen des STH *einschließlich der Abwehr der Infektion* auf. Bei einem hiervon Betroffenen wird die Infektion einen schweren Verlauf nehmen; dabei sieht es anfänglich nie so aus, weil ACTH das Bild der Erkrankung abschwächt. Ein solcher Kranker wird alle Komplikationen bekommen, die im Buch stehen. Wir werden später einen entsprechenden Fall beschreiben.

Eine anhaltende STH-Belastung geringeren Grades kann durch eine schwächere, aber chronische Infektion verursacht werden, so wie sie bei entzündeten Mandeln oder vereiterten Zahnwurzeln vorkommt; aber weit häufiger erfolgt eine anhaltende STH-Belastung durch anhaltende Unlustgefühle. Indessen, ob andauernde Infektion oder andauernde negative Gemütslage – der Endeffekt ist der gleiche.

Bei einer solchen geringfügigen STH-Belastung fühlt sich der Betroffene müde; er hat vielleicht allerlei Beschwerden und Schmerzen und andere Symptome, die zum akuten STH-Bild gehören. Wenn die STH-Belastung andauert, führt sie zu weiteren Krankheitsprozessen.

ACTH-gegen STH

53

entwickelte sich bei ihm eine rheumatoide Arthritis, nicht allzu schwer, nicht etwa bis zur Invalidität, aber doch schmerzhaft. Später bekam er Asthma, auch wiederum nicht so stark, daß er arbeitsunfähig geworden wäre. Danach stellte sich hoher Blutdruck ein, und jetzt hat er Nierenschrumpfung. Man könnte vielleicht mit Recht sagen, daß soviel Krankheiten das ihre dazu beitragen müßten, Sam zum Pessimisten zu machen. Die Wahrheit indessen ist, daß umgekehrt Sams Lebenseinstellung an seinen Krankheiten schuld war.

Das adreno-
corticotrope
Hormon
ACTH

Das ACTH (adrenocorticotrope Hormon) der Hypophyse wirkt nicht auf direktem Wege auf den Gesamtorganismus ein, sondern auf dem Umweg über die Nebennieren. Diese werden durch das ACTH zur Abgabe von Cortison angeregt, dessen Wirkung in vielerlei Hinsicht bedeutsam ist. Da aber Cortison infolge eines ACTH-Reizes entsteht, werden wir über seine Tätigkeit so berichten, als handle es sich um ACTH.

Die hauptsächliche Wirkung des ACTH ist die Unwirksammachung von STH. Durch die Verabreichung entsprechender Dosen von ACTH kann man die Wirkung von STH vollständig aufheben: die Entzündungen, die Infektionsabwehr, das Bild des ‚Krankseins‘. Dieses Unternehmen gehört zum Dramatischsten, was je in der Medizin demonstriert worden ist. Man muß es gesehen haben, um es glauben zu können.

Ein Patient kann zum Beispiel an einer schweren Bronchopneumonie erkrankt sein. Er hat 40,5 Grad Fieber, sein Gesicht ist gerötet, die Lippen bläulich, der Atem geht schnell, er hat stechende Schmerzen in der Brust, er ist matt und erschöpft; alles tut ihm weh, die Haut ist ausgetrocknet, die Zunge belegt, die Augen glasig.

Wenn der Arzt ihm intravenös eine größere Dosis ACTH verabreicht, so ist nach ein paar Stunden die Temperatur normal, die Rötung hat sich verloren, der Schmerz ist weg, die Müdigkeit verflogen, der Patient atmet leicht, fühlt sich kräftig, kann ohne Mühe gehen und ißt mit Appetit. Er sieht aus, als sei er nie krank gewesen. Man würde sagen, er sei genesen.

Aber in Wirklichkeit ist nur eines geschehen: die Wirkung von STH ist ausgelöscht worden – *die Infektion ist noch vorhanden*, aber die Abwehrwirkung von STH ist nicht mehr da. Wenn man noch mehr

56

ACTH gäbe, würde die Infektion wie ein Waldbrand um sich greifen. Obgleich der Kranke sich wohlfühlt, würden sich Lungenabszesse bilden oder Eiteransammlungen im Brustfellraum, und der tödliche Ausgang wäre unvermeidlich.

Auch bei jeder anderen Infektion würden die Symptome in gleicher Weise abgeschwächt, so daß es auch hier zum tödlichen Ausgang kommen müßte. Deswegen vermeidet man es, einem Patienten ACTH zu geben, der einmal Tuberkulose gehabt hat, weil man ein Aufflackern des alten Infektes befürchten müßte.

Etwas anderes ist es allerdings, Menschen ACTH zu verabreichen, die an einer STH-Belastung erkrankt sind. In diesem Fall besteht keine Infektionsgefahr. Wenn man beispielsweise Personen, die an rheumatoider Arthritis oder Bronchialasthma leiden, ACTH gibt, werden Asthma und Arthritis vollkommen verschwinden – solange ACTH weiter verabreicht wird. Sobald man das ACTH wegläßt, kehren sie wieder, weil ja nichts geschehen ist, um die STH-Belastung zu beseitigen.

Bei allen STH-Belastungskrankheiten ist ACTH mit Erfolg angewendet worden. Indessen besteht bei der Anwendung von ACTH beim jetzigen Stand unseres Wissens noch eine große Einschränkung dadurch, daß fortgesetzte Anwendung von ACTH genau so zu einer Belastungskrankheit wie die von STH führt.

Es gibt nur zwei Möglichkeiten, eine ACTH-Belastungskrankheit zu bekommen: erstens die fortgesetzte Injektion von ACTH bei einer STH-Belastung und zweitens eine anhaltende seelische Belastung. Es sind die aggressiven Unlustgefühle, die sich als Reiz auf das ACTH auswirken; innere Rebellion gegen das Schicksal gehört dazu und verbissener Ehrgeiz. *ACTH-Belastungskrankheit*

Zu den weitestverbreiteten Auswirkungen der ACTH-Belastung gehören Geschwüre des Verdauungstraktes. Bei jedem Versuchstier, das eine gewisse Zeit ACTH bekommt, bilden sich Geschwüre; das gleiche gilt für den Menschen. Magengeschwüre sind die typische Krankheit führender Persönlichkeiten; die seelische Verfassung, die einen ACTH-Druck verursacht, entspricht genau der bei Managern üblichen. Sie sind allerdings nicht die einzigen, deren Seelenleben sie für Magengeschwüre prädestiniert. Jeder innerlich rebellische Mensch hat dafür

fünfzig Jahren leidet sie an einem schmerzhaften, stark fortschreiten-
den Knochenschwund. Es läßt sich nicht vorhersagen, was die arme
Frau als nächstes ausbrüten wird. Natürlich hat ihre Krankheit ihre
pessimistische Lebenseinstellung noch verstärkt.

Was uns bei Patienten wie Frau V. unmittelbar in die Augen springt,
ist ihre Persönlichkeit, aus der die seelische Belastung herausragt wie
die Nase aus dem Gesicht. Nicht selten nehmen solche Menschen ihre
Zuflucht zum Alkohol, um zeitweilig Erleichterung von den Auswirkungen ihres Gefühlslebens zu finden. Sie neigen zum chronischen
Alkoholismus und bekommen schließlich Leberzirrhose. Der Alkohol
ist dabei nur das auslösende Moment, denn die Zirrhose ist das Resul-
tat der Überproduktion an ACTH.

In diesem Kapitel haben wir die seelische Belastung nur in ihren
Rückwirkungen auf zwei der Hypophysenhormone und andeutungs-
weise die Wirkung dieser beiden Hormone beschrieben. Künftige
Forschungsarbeit wird herauszufinden haben, was vor sich geht, wenn
Gruppen von Hormonen in ihrem Verhältnis zueinander in unter-
schiedlichem Maße gestört werden. Das Thema der endokrinen Belastung ist ja tatsächlich erst angeschnitten, und wir stehen noch ganz
am Anfang der neuen Behandlungsmethoden für Belastungskrank-
heiten.

Für uns ist wichtig, daß wir folgendes im Gedächtnis behalten: Die
Drüsen der inneren Sekretion (Hypophyse, Nebennieren, Schilddrüse
und Nebenschilddrüse, Thymus-, Bauchspeichel- und Keimdrüsen)
bestimmen und regeln die normalen Körperfunktionen. Sie lösen aber
auch die Reaktion des Organismus auf belastende, lebensbedrohende
Kräfte aus und regulieren sie gleichfalls. Die Hypophyse stellt unter
ihnen eine Art Oberkommando dar, das die Tätigkeit aller anderen
überwacht.

Die Hypophyse antwortet auf Belastungen durch wachsend vermehrte Absonderung eines oder mehrerer ihrer zwölf Hormone. Die
üblichen Belastungen können bakterielle oder Virusinfektionen sein;
Einwirkung von Hitze, Kälte, Feuchtigkeit, Trockenheit oder großen
Höhen, muskuläre Überbeanspruchung, Unterernährung wirken
gleichfalls belastend. Wichtiger jedoch als sie alle ist die Belastung

durch Gemütsbewegungen. Sie kann größer sein als jede andere. Gemütszustände sind länger wirksam als andere ‚Belaster' und können dieselben Wirkungen hervorrufen wie *jede* andere Art von Belastung.

Ein Chirurg unserer Klinik hatte an einem Patienten eine sehr langwierige und schwierige Operation ausgeführt; es handelte sich um eine bösartige Sache. Drei Tage danach bat mich der Kollege, seinen Patienten doch einmal anzuschauen: „Der Mann stirbt."

Ich sah mir das Krankenblatt an, und die Aufzeichnungen bestätigten die Annahme, daß er sterben müsse. Ich ging zu ihm hinein. Der Mann war bei Bewußtsein, aber das war auch so ziemlich alles. Ich fragte: „Na, Henry, wie geht's denn heute?"

Henry verzog das Gesicht zu einem freundlichen Lächeln, in seinen Augen zeigte sich ein Funke von begeisterter Entschlossenheit (woher er die Kraft dazu nahm, weiß ich nicht) und er antwortete mir mit einem offenbar echten und aufrichtigen Gefühl: „Viel besser! in ein paar Tagen bin ich hier heraus!"

Das blieb Henrys Einstellung. Er wurde tatsächlich gesund. Hätte er Verzweiflung und das Gefühl der Niederlage aufkommen lassen, die seiner körperlichen Verfassung entsprochen hätten – ich bin sicher, Henry wäre gestorben.

Eine andere bemerkenswerte Person, die ich nie vergessen werde, war eine Dame in mittleren Jahren, die wegen unaufhörlicher Blutungen im Krankenhaus lag. Ihr Zustand wurde täglich schlechter. Jedesmal, wenn ich auf die Station kam, glaubte ich nicht, sie noch lebend vorzufinden. Aber wann ich sie auch fragte, wie es ihr ginge, antwortete sie: „Ich fühle mich ganz gut, ich möchte mich heute aufsetzen. Ich geh' bald heim!"

Sie bewahrte sich diese Fröhlichkeit und diesen Mut und wurde gesund, nicht durch meine Behandlung, sondern durch die ‚Behandlung', die von ihrem eigenen Seelenleben ausging.

Menschen wie die vorstehend geschilderten regen ihre Hypophyse in einer optimalen Weise dazu an, das Gleichgewicht im Hormonhaushalt herzustellen; durch künstliche Verabreichung von Hormonen können wir das gar nicht entsprechend erreichen. Bedenken Sie, es handelt sich hierbei um die gleichen mächtigen und wirksamen Hormone, über die wir uns im letzten Kapitel unterhalten haben. ‚Richtige' Gefühle produzieren diese Hormone nämlich in der ‚richtigen' Menge, während die ‚falsche' Sorte sie eben in schädlichen Mengen erzeugt.

Unsere Kenntnis der Hormone, so unvollständig und fragmentarisch sie noch ist, bringt auch Licht in scheinbare Wunderheilungen. Unsere

64

natürliche Welt wird um so wunderbarer, je tiefer wir in sie eindringen; sie ist noch viel tausendmal aufregender, als sie unseren Vorfahren erschien.

Zur Erläuterung folgender Fall: Vor der Entdeckung der antibakteriellen Sera erkrankte ein Farbiger an einer Niereninfektion. Heute würde man ihr natürlich innerhalb von vierundzwanzig Stunden beikommen, aber damals, 1934, war es noch eine ernste Angelegenheit. Der Mann war immer reizbar und ausfällig gewesen. Es ging ihm schrittweise schlechter. Ihn beherrschten Gefühle, die die vermehrte Ausschüttung von ACTH bewirken; er selbst durchkreuzte alle Abwehrtätigkeit des STH und konnte der Infektion keinen Widerstand entgegensetzen.

Dann nahm sich ein ‚Zauberer‘ seiner an und führte einen Stimmungsumschwung ins Heitere herbei. Er flößte ihm Schwung, Hoffnung und geradezu unheimlichen Mut ein – all das, was ich nicht fertiggebracht hatte! In dem Mann vollzog sich der optimale Ausgleich der Hormone, die eine höchstmögliche Mobilisierung der Abwehrkräfte des STH zur Folge hatten. Zu jener Zeit waren wir ja noch auf die vom Körper selbst geleistete Immunisierung angewiesen. Der Mann genas.

Den gleichen Effekt hätte man erreichen können, wenn man seine Stimmung mit anderen Mitteln hätte heben können, zum Beispiel durch eine Liebesaffäre. Es kam hier nicht auf die angewandten Mittel an, sondern auf die richtige Seelenverfassung.

Diese Dinge sind sich gleichgeblieben, seitdem es Menschen auf Erden gibt. Wir haben nur gerade jetzt erst angefangen, ihre wahre Bedeutung zu würdigen.

Wir wollen uns ständig vor Augen halten, daß positive Gefühle im allgemeinen zwei Arten von Wirkung hervorbringen: erstens treten sie an die Stelle der negativen, die zu Belastungen führten; darüber hinaus wirken sie auf die Hypophyse in Richtung eines optimalen Gleichgewichts der inneren Sekretion. Diesem optimalen Gleichgewicht danken wir jenen Zustand, der bei uns von jeher das „Hach, geht's mir gut!"-Gefühl hervorgerufen hat. Die erste Auswirkung – die Ausschaltung schädlicher Gemütsbewegungen und der durch sie verursachten Belastungen – ist allerdings von gleich hoher Bedeutung.

Wirklich ‚leben'

Nachdem wir einmal begriffen haben, daß gesundes Leben stärker von der ‚richtigen' Seelenhaltung abhängt als von irgendetwas anderem, ist uns auch klar, daß der wichtigste Gesichtspunkt im Leben die Lenkung und Schulung unseres Gefühlslebens ist.

Bisher hat unsere Erziehung vor allem der Ausbildung unseres Verstandes gegolten, der ja auch recht notwendig für uns ist. Aber man kann eine sehr hohe Intelligenz und dabei ein sehr negatives Gefühlsleben haben und damit ein äußerst jämmerliches Leben führen. Wenn es nur auf das eine *oder* andere ankäme, wäre das Leben freilich immer noch schöner mit einem schwach entwickelten Verstand und einem harmonischen Gefühlsleben. Es müßte doch eigentlich leichter sein, ein gesundes Gefühlsleben zu erreichen als eine überdurchschnittliche Intelligenz. Kein Mensch hätte es überhaupt nötig, ungute Gefühle zu hegen. Daß so viele Menschen damit behaftet sind, liegt daran, daß wir seit so vielen tausend Jahren versäumt haben, die Menschheit zur Beherrschung ihres Gefühlslebens zu erziehen.

OBERFLÄCHLICHES UND TIEFERES GEFÜHL

Wenn wir die Auswirkung von Gemütsbewegungen auf unser Dasein verstehen wollen, müssen wir noch einen weiteren wichtigen Punkt berücksichtigen.

Wir haben ständig Emotionen, die sich auf zwei verschiedenen Ebenen gleichzeitig abspielen. Man könnte auch sagen, es gäbe zwei Gefühlsschichten: eine äußere, für jeden sichtbare, und eine innere Tiefenschicht, jedem verborgen, der nicht unter die Oberfläche zu blicken vermag. Die Emotionen dieser tiefer liegenden Schicht könnten als *Grundgefühle* bezeichnet werden (die Nervenärzte nennen sie ‚Affekte‘); die der Außenschicht können wir ‚Oberflächengefühle‘ nennen. Ein Beispiel veranschaulicht am besten, was gemeint ist.

Wir wollen einmal annehmen, Sie hätten heute morgen etwas Schlechtes getan, vielleicht sogar ein Verbrechen begangen. Wir wollen ferner annehmen, daß es sich um Ihr erstes Verbrechen handelt und Sie noch kein hartgesottener Sünder sind. Sie fürchten sich, Sie fühlen sich schuldig. Sie wünschen von ganzem Herzen, daß der Augenblick Ihrer schrecklichen Tat ausgelöscht werden könnte, oder daß Sie ihn nochmals erleben könnten, und zwar ohne ein Verbrechen zu begehen. Sie warten natürlich vor allem darauf, daß die Polizei, die Ihnen schon auf der Spur ist, Sie erwischt. In den nächsten Stunden, vielleicht Tagen, werden Sie beständig ein Grundgefühl aus Furcht, Angst und Gewissensbissen haben.

Die Emotion und ihr körperlicher Niederschlag sind das gleiche; ohne körperliche Veränderungen gäbe es keinen Affekt, und während jeder Minute des stunden- oder tagelangen, schreckerfüllten Wartens wird diese Emotion Ihre Muskeln verkrampfen und die innersekretorischen Drüsen in Erregungszustand halten. Infolge dieser Erscheinungen werden Sie sich körperlich ausgesprochen schlecht fühlen.

Unser Gefühlsleben spielt sich auf zwei Ebenen ab

Aber es wird während dieser Stunden auch Augenblicke geben, in denen sich Ihr Bewußtsein notgedrungen auf etwas anderes richten muß; es mag zu einem Spiel von Oberflächengefühlen kommen, von denen einige scheinbar heiter und angenehm sind, obgleich der Affekt in der Tiefe unkontrolliert fortarbeitet. Einem Außenstehenden mögen Sie für Augenblicke fröhlich, guter Dinge und unbelastet erscheinen. Aber innerlich vergessen Sie keinen Augenblick die wirkliche Lage; selbst wenn Sie einmal über einen Witz lachen, verläßt Sie niemals dieses gräßliche Gefühl in der Magengrube.

Das *Grundgefühl* ist immer vorhanden wie die Versenkung auf der Bühne. Die Oberflächengefühle tanzen vor der Versenkung auf und ab, während der kurzen Zeit, in der ihnen die Bühne gehört. Vor und während und nach ihrem Auftritt ist und bleibt die Versenkung des Grundgefühls bestehen.

Grundgefühle
wirken stärker

Derartige Grundgefühle haben größeren Anteil an der Entstehung funktioneller Erkrankungen als die oberflächlichen, weil sie sehr oft wirkliches Unglücklichsein bedeuten und häufig sehr lange anhalten, länger als das Ereignis oder die Situation, durch die sie ausgelöst wurden.

Ein Grundgefühl kann ein ganzes Leben durchziehen und beständig Krankheitserscheinungen hervorrufen, ohne daß der Betroffene das Vorhandensein dieses Grundgefühls deutlich wahrnimmt oder die ihm nahestehenden Menschen es spüren.

Der siebenundzwanzigjährige Walter war beispielsweise ein freundlicher, liebenswürdiger und angenehmer junger Mensch, den die Kunden seiner Tankstelle für einen lebensfrohen Burschen hielten. Wer ihn näher kannte, wie seine Frau, wußte, daß er manchmal verstört aussah und einen Ausdruck in den Augen hatte, als warte er auf irgendetwas Schreckliches. Nicht einmal seine Freunde wußten, daß er seit seinem sechsten Lebensjahr an einem chronischen Durchfall litt, der ständig schlimmer wurde.

Mit fünf Jahren war Walter mit seinem Vater in einem Wagen über Land gefahren, als plötzlich ein Sturmwetter aufkam und sein Vater und die beiden Pferde vom Blitz erschlagen wurden. Von da an war Walter nie mehr frei von den Grundgefühlen der Angst und Furcht, die sich teilweise im Dickdarm manifestierten. Immer war dieses

OBERFLÄCHLICHES UND TIEFERES GEFÜHL

Grundgefühl vorhanden, wie auch die Oberflächengefühle beschaffen sein mochten.

Kriegserlebnisse oder andere übermächtig furchteinflößende Ereignisse können Gefühle erwecken, die jahrelang weiterwirken, auch wenn der Betreffende nach außen keine Erschütterung erkennen läßt, sondern ruhig und heiter erscheint.

Zu den häufigsten Ursachen langanhaltender Grundgefühle von gravierend unglücklicher Art gehören unerfüllte seelische Lebensbedürfnisse, von denen wir sechs im 14. Kapitel besprechen werden: Liebe, Sicherheit, Anerkennung, schöpferische Ausdrucksmöglichkeit, neue Erlebnisse, Selbstachtung.

Eine andere weitverbreitete Ursache unerfreulicher Grundgefühle ist die Unreife und die daraus erwachsenden Probleme, die ein unreifer Mensch um ihrer selbst willen aufbaut. Einige davon werden wir uns im 7. Kapitel näher ansehen.

Glücklich derjenige, der über eine Schicht gewohnheitsmäßig heiterer Grundgefühle verfügt. Er ist das, was wir glücklich veranlagt nennen, und das ist mehr wert als alle Schätze der Welt. Tatsächlich hat man diese glückliche Veranlagung noch kaum je in Verbindung mit Wohlstand gefunden. *(Freudige Grundgefühle)*

Eine frohe und glückliche Veranlagung, mit anderen Worten: harmonische Grundgefühle zu entwickeln, sollte das Hauptanliegen bei der Erziehung von Kindern sein. Geben Sie ihnen das mit auf den Weg, und Ihre Kinder werden mehr besitzen, als sie je auf andere Weise erwerben könnten. Wenn Sie selbst ohne diese natürliche glückliche Veranlagung aufgewachsen sein sollten – es ist nie zu spät, sich dazu zu erziehen. Sie erfordert nichts als die ständige Befolgung von ein paar Grundsätzen, die wir Ihnen im zweiten Teil dieses Buches aufzeigen wollen.

ZWEITER TEIL

VON DER HEILUNG SEELISCH BEDINGTER

KRANKHEITEN

AUCH SIE KÖNNEN SEELISCHES GLEICHMASS ERREICHEN

Wahrscheinlich gibt es heute nicht *mehr* seelisch bedingte Krankheiten und auch keine größere Menge emotionaler Belastungen als in früheren Zeiten. Immer war die Welt voll davon. Die Menschen vergangener Tage waren vom Auf und Ab des Lebens gefühlsmäßig nicht minder belastet als wir Heutigen. Und obgleich für uns, die wir in der Mitte des zwanzigsten Jahrhunderts leben, die weltpolitische Situation eine schwere Belastung ist, so hatte schließlich ja jedes Zeitalter seine weltpolitische Situation und seine Kriege.

Wenn wir auch noch mit einer Unzahl von Krankheiten aller Art ‚belastet‘ sind, so litten dafür frühere Zeiten unter Pocken, Tuberkulose, Diphtherie, Pest, Typhus, Ruhr, Knochenerweichung und manchem anderen Elend, das wir heute kaum noch kennen. Kein anderes Zeitalter ‚hatte es so gut‘ wie das unsere; keines hat so wenig Mangel gelitten; selbst auch das Wetter machte den Menschen früher bestimmt noch mehr zu schaffen als heute.

Was nun aber bei Patienten, die an seelisch bedingten Krankheiten leiden, am meisten überrascht, ist fast durchwegs ihr Mangel an wirklichen Sorgen. Sie hätten das Gegenteil angenommen, nicht wahr? Sie hätten doch eher geglaubt, die Gleichung sähe etwa so aus:

Viel Sorgen = seelisch bedingte Krankheiten.
Wenig Sorgen = keine seelisch bedingten Krankheiten.

Aber das stimmt nicht. Natürlich kann ein Berg von Kummer und Sorgen dazu beitragen, seelisch bedingte Krankheiten hervorzubringen; aber die Mehrzahl der daran leidenden Patienten hat tatsächlich sehr wenig *echte* Sorgen.

Der Hauptfaktor für die Entstehung seelisch bedingter Krankheiten besteht darin, daß der Patient niemals gelernt hat, gute, gesunde Ge-

Seelisches Gleichmaß gegen Sorgen

73

fühle in den eintönigen Alltag hinüberzuretten, in dem wir tagtäglich mit einer Vielfalt von banalen Widerwärtigkeiten zu kämpfen haben. Aus ihnen ergeben sich in neunzig Prozent aller Fälle die seelisch bedingten Krankheiten.

Nie haben diese Patienten gelernt, angesichts der Wechselfälle des Alltagslebens einen Strom guter, gesunder Gefühle in sich zu erzeugen. Mit ‚Alltagsleben' meine ich die Notwendigkeit, genug zu verdienen, die Lösung des Problems, wie man seine Ausgaben dem Einkommen anpaßt, die Führung eines geordneten Familienlebens und gelegentlich auch die Beilegung eines Streites. Auch dem Tod geliebter Menschen muß man ins Auge sehen; auch er ist ja ein Teil des Alltagslebens.

Die Kranken, von denen ich spreche, haben nie die Kunst der seelischen Ausgeglichenheit gelernt; statt dessen begegnen sie dem Leben mit übermäßiger seelischer Anspannung. Seelische Ausgeglichenheit bedeutet die Fähigkeit, den verschiedensten Lebenslagen – guten und bösen – mit Fassung, Ergebenheit, Mut und Heiterkeit zu begegnen. Menschen, denen diese Ausgeglichenheit fehlt, stehen den meisten Situationen, auch den guten, mit Ängstlichkeit, Sorge, Enttäuschung und dem Gefühl der Sinnlosigkeit gegenüber. Im übrigen betrifft das hier Gesagte uns fast alle, da praktisch jeder (Sie und mich, lieber Leser, nicht ausgenommen) früher oder später einmal einer seelisch bedingten Krankheit zum Opfer fällt.

Gefühls-
belastung
kommt von
falscher
Erziehung

Es fehlt so vielen von uns – genau wie auch den meisten Menschen vergangener Tage – an seelischer Ausgeglichenheit, weil wir die Entwicklung dieser Fähigkeit, die man bewußt erlernen müßte, dem Zufall überlassen. Der einzige Weg zur seelischen Ausgeglichenheit führt über die richtige Erziehung. Aber *die richtige Erziehung fehlt fast immer.*

Es gibt keine offizielle Stelle, an die man sich wenden kann, um diese seelische Haltung zu erlernen. Es sollte sie geben; aber es gibt sie nun einmal nicht. Das kommt daher, daß die westliche Menschheit erst Mitte des zwanzigsten Jahrhunderts zu begreifen anfing, was seelische Ausgeglichenheit ist. Der Erziehung zu dieser Ausgeglichenheit der Seele gehört aber die Zukunft, und unsere Nachkommen werden sie einmal in der Schule lernen. Für Sie und mich ist das freilich im Augenblick ein recht schwacher Trost.

74

Der wichtigste erzieherische Einfluß geht von der Familie aus, in der wir aufwachsen. Sehr viele Familien wirken jedoch auf ihre Kinder nur negativ ein, und gerade das Familien-Milieu führt heute oft zu schwerster seelischer Belastung. Gewiß gibt es Ausnahmen; aber im großen und ganzen sind unsere modernen Familien erzieherisch Versager von reinstem Wasser.

Einen weiteren Erziehungsfaktor stellen für uns die Menschen dar, die zu unserem Kreis gehören; die, mit denen wir spielen und uns unterhalten, mit denen wir Besuche austauschen, arbeiten, uns herumschlagen; die, welche wir lieben. Auch Schriftsteller, die durch ihre Bücher zur Bildung unseres Geistes beitragen, gehören in diese Kategorie. Wenn wir viel Glück haben, finden wir in unserem Umkreis irgendeine starke, kluge Persönlichkeit, die unsere Einstellung zum Leben und damit unsere ganze Entwicklung günstig beeinflußt. Aber die meisten Menschen, die durch unser Leben hindurchgehen, sind mittelmäßig und selbst durch falsche Erziehung vorbelastet.

Bedauerlicherweise sind auch die Schulen – Hauptfaktoren im Leben der Kinder und Jugendlichen – heute noch weit davon entfernt, die Kinder zu seelischer Harmonie zu erziehen. Man könnte eher sagen, daß sie einer der wesentlichsten Belastungspunkte sind. Zwar gibt es Pädagogen, die diesen Zustand durchaus erkennen, aber ihr Anliegen ist noch nicht Allgemeingut geworden, und die bestehenden Schulen sind eher darauf gerichtet, die jungen Menschen für den Marathonlauf des Erwerbslebens vorzubereiten als für die Möglichkeit einer elastischen und heiteren Lebensform.

Die Bemühungen der Kirchen, ihren Gläubigen zu seelischem Gleichmaß zu verhelfen, können nicht bestritten werden, sind aber oft zu abstrakt, um im täglichen Leben einen wirklichen Erfolg zu haben. Die Geistlichkeit bedürfte ebenso wie die Gläubigen einer praktischen Anleitung, um den Anforderungen von Beruf und Leben gewachsen zu sein.

Denn nur eine Erziehung, die auf weltlichem wie auch auf religiösem Gebiet den Menschen biegsam zu machen verstünde, würde seiner Reife dienen. Seelische Elastizität und Reife gehören zusammen, denn Reife ist eben die Fähigkeit, auf die verschiedenen Lebenslagen in einer Weise zu reagieren, die dem gesunden Leben nicht entgegenwirkt. Im Kinde, das sich einer bedrohlichen Lage gegenübersieht, entsteht ein seelischer

Reife gleich seelischem Gleichgewicht

75

Druck, während ein reifer Mensch in der gleichen Situation sein seelisches Gleichgewicht zu wahren versteht.

Die Psychologen haben festgestellt, daß nur wenige (oder gar keine)
Menschen zu voller Reife gelangen; immer bleiben Bezirke der Persönlichkeit übrig, in welchen sie wie Kinder reagieren und infantile Be-
lastungsgefühle entwickeln. Selbst eine auch nur annähernde Reife wird
von sehr wenigen erreicht, und zwar einfach deswegen, weil es keine
systematischen erzieherischen Bemühungen gibt, uns diese zu vermit-
teln. Man überläßt das dem Zufall.

Ein Mann in der vordersten Reihe seines Berufsstandes oder seines
Gewerbes pflegt der Öffentlichkeit den Anblick vollendeter Reife zu
bieten, in einer Art, die wir noch beschreiben werden. Aber hinter
diesem Auftreten verbirgt sich irgendwo eine völlig unreife Stelle; auf
manche Fragen, die ihm das Leben vorlegt, reagiert er immer wieder
wie ein Kind.

Männer in öffentlichen Ämtern und Würden, Männer, die täglich in
den Schlagzeilen der Zeitungen genannt werden, können in fundamen-
talen Punkten völlig unreif bleiben. Wenn die Öffentlichkeit eines Tages
zwischen Reife und Unreife zu unterscheiden gelernt hat, wird diese
Art von Männern wohl nicht länger in führende Positionen gelangen.
Sie werden so eingeschätzt werden, wie sie es verdienen: als unreife
Blender. Und die Gesellschaft wird vor dem Unsinn und dem Unfug,
den sie treiben, endlich bewahrt bleiben.

Wenn unsere Gesellschaft erst einmal ihre wichtigste Aufgabe begriffen hat, nämlich ihre Mitglieder systematisch zu Reife und seelischer
Ausgewogenheit zu erziehen, dann wird es auch viel mehr Menschen
geben, die diese wirkliche Reife erlangen. Und erst dann wird sich unser
gesamtes öffentliches und privates Leben zum Besseren wenden.

Reife, falsch
verstanden

Ich möchte Ihre Aufmerksamkeit auf eine weitverbreitete Spielart
der Unreife lenken, die bestimmte Menschen für Reife halten. Diese
besondere Form der Unreife macht den Mitmenschen schwer zu
schaffen, besonders aber der unglücklichen Frau, die den hoffnungslosen
Fall heiratet.

Das typischste Beispiel dieses unreifen Helden ist der ungeschliffene
,Mir-kann-keiner!'-Kraftprotz, der sein Leben lang das Spiel eines vier-
jährigen Räuberhauptmanns weiterspielt. Zu der Sorte gehören die

‚schweren Jungen', deren Heldentaten die Tageszeitungen so gern un-
gezählte Druckspalten widmen. Diese typische Böse wicht-Unreife
kommt in verwässerter Form noch viel häufiger bei den ‚hundertpro-
zentigen' Männern vor, die ihre Familie daheimlassen, während sie
selbst ständig zu ihren ‚Versammlungen' laufen und Karten spielen –
die Männer, die ständig einen Vorwand finden, um mit ihresgleichen
auszugehen und ‚einen zu heben'.

Ich erwähne diese Gruppe besonders, weil ihre Unreife eine so über-
raschend häufige Rolle bei der seelischen Belastung ihrer Frauen und
Kinder spielt. Es gibt viele Abarten dieser beiden Typen der Unreife.
In jeder Stadt laufen sie in Massen herum.

Je gewalttätiger sie sich gebärden, um so unreifer und infantiler sind
sie in Wirklichkeit. Wie sehr sie noch in den Kinderschuhen stecken,
enthüllt sich geradezu schauderhaft, wenn einer von ihnen eine Injektion bekommt oder sich ohne Betäubung einem geringfügigen operativen Eingriff unterziehen soll. Ich habe erlebt, wie sich ein paar von den
‚schwersten Jungen' von St. Louis, Männer, die zur Banden-Prominenz
zählten, wie Babies aufführten, als sie zum erstenmal eine intravenöse
Spritze bekamen.

Ihre Robustheit ist nichts als eine Maske, mit der sie sich selbst hin-
ters Licht führen. Sie sind dem Leben gar nicht gewachsen. Sie halten
keinerlei Druck aus und greifen zum Alkohol, als einem – wenn auch
untauglichen – Mittel zur Linderung ihrer Spannungen. Und so gehört
schließlich zu ihrer Vorstellung von Reife das ständige scharfe Trinken –
so wie ehedem, als sie zehn oder elf Jahre alt waren, das Rauchen dazu-
gehörte. Ihre Auffassung von Reife verlangt außerdem, daß man ‚mit
den Weibern rücksichtslos umgeht' oder sie ‚links liegen läßt'. Es ist
ein Jammer, daß das Gesetz ihnen das Heiraten nicht untersagt.

Diese Burschen enden im Krankenhaus, sobald ihre Vorstellung von
Reife anfängt, über ihre Kräfte zu gehen – nämlich als Vierziger oder
Fünfziger. In dem Alter haben die meisten von ihnen schon rein physisch abgewirtschaftet; sie sind Kinder auf jedem Lebensgebiet. Sie sind
so lange und so gründlich Kinder gewesen, daß sie sich durchaus keinen
anderen Zustand mehr vorstellen können. Ihre bedauernswerten Frauen
kommen schon etwas früher zu uns – mit Ende dreißig oder Anfang
vierzig. Noch früher kommen die Kinder. Es gibt keine problematischen
Kinder – nur problematische Eltern.

Unabhängig-
keit und Ver-
antwortungs-
gefühl

Es gehört zur notwendigen Entwicklung des Heranwachsenden*, eigene Verantwortung auf sich zu nehmen – unabhängig von Vater, Mutter oder anderen Beschützern. Die langen Jahre der Kindheit fördern, besonders in Familien, wo die Kinder allzu ängstlich behütet werden, die Neigung, an jemandes Rockschößen hängen zu bleiben. Viele Eltern, ganz besonders Mütter, nähren dieses Abhängigkeitsverhältnis, anstatt bei ihren Kindern die doch so notwendige Unabhängigkeit heranzubilden.

Wer in solcher Abhängigkeit aufwächst, wird früher oder später Schweres durchmachen. Eine verheiratete Frau rennt wegen jedem Streit, wegen jeder Aufgabe, die ihre Ehe mit sich bringt, zur Mutter. Dieses dauernde Gerenne zur Mutter und deren unausbleibliche Einmischung reizen den Ehemann mehr und mehr. Die Ehe geht allmählich in die Brüche, und alle Beteiligten, Frau, Mann und Schwiegermutter, bekommen dabei meist eine seelisch bedingte Krankheit.

Dann ist da die bekannte Figur des geborenen Muttersöhnchens. Wenn er in die Flegeljahre kommt, machen sich die anderen Buben über ihn lustig, und er selbst spürt, daß die Abhängigkeit von der Mutter eine Schwäche ist. Um sich und seinen Kameraden seine Stärke zu beweisen, wird er häufig zum Überflegel, den nur mehr ein Schritt vom Gefängnis trennt. Dann kommt es zu kleineren Straftaten, und am Schluß herrscht Verzweiflung auf der ganzen Linie plus seelisch bedingten Krankheiten bei Vater, Mutter und Sohn.

Andere klammern sich beim Eintritt ins Leben an Freunde und Verwandte. Wenn sie diese Stützen verlieren, trösten sie sich mit Alkohol. Sie haben immer seelisch bedingte Krankheiten.

Der Gebende
lebt glücklicher

Eine für die Kindheit bezeichnende Einstellung ist das Haben-Wollen, das Verlangen nach heißbegehrten Geschenken. In dieser Zeit der Unreife handelt man aus der Einstellung: „Was krieg' ich dafür?" Von diesem Sprungbrett aus folgt der Sturz in ein ausgesprochen minderwertiges Gefühlsleben, wenn auch bei den inzwischen Herangewachsenen, die nicht mehr wie Kinder beschenkt werden, das Denken immer noch um Kriegen und Haben kreist. Sie sind in einer Sackgasse, die zu nichts als intensivem Verlangen und ebenso intensiver Enttäuschung führt.

* *Hinsichtlich der Kategorien der Reife folge ich dem Werk von Dr. Leon J. Saul,* Emotionale Reife, *Philadelphia 1947.*

78

Zwei unverheiratete Schwestern hatten stets zusammen gewohnt und dank ihrer väterlichen Erbschaft sorgenfrei gelebt. Dann starb ein alter Onkel, der Zeit seines Lebens ein Störenfried gewesen war, und vermachte seine Farm der um zwei Jahre älteren Schwester, mit der Maßgabe, daß die Farm nach deren Tod an die jüngere übergehen solle. Aber die jüngere Schwester wollte ihren Anteil sofort haben; sie verlangte, daß die Farm verkauft und der Erlös geteilt werden solle. Die ältere Schwester hatte indessen nun mal die Farm und wollte sie auch behalten. Darüber entzweiten sich die beiden, trennten sich und lebten fortan jede allein.

Heute sind sie beide durch seelisch bedingte Krankheiten in einem elenden Zustand und werden darin so lange bleiben, bis sie reif genug sind, um lieber zu geben als zu nehmen. Vorläufig ist, nach zehn Jahren, jede noch so unreif wie eh und je. Sie nähern sich nun den Fünfzig und können sich auf weitere lange Jahre angegriffener Gesundheit gefaßt machen. Außerdem beschäftigen sie beide einen Anwalt, und die Prozesse, die sie führen, dürften gut und gerne so viel kosten, wie die Farm wert ist, die Onkel Störenfried ihnen aufgehalst hat.

Reife bedeutet eine große Aufgabe: anderen Menschen das Leben zu verschönen. Dadurch erweitert sich unser Blickfeld und unser Herz!

Ein auf solche Art gereifter Mensch lebt nicht abgekapselt, ist nicht habsüchtig und zerrt nicht alles mögliche hinein in seine eigene Enge. Indem er anderen Menschen echtes Interesse entgegenbringt und ihnen gegenüber zum Gebenden wird, entdeckt er die wahre Schönheit und Größe der Welt. Der ständig Nehmende erfährt niemals, welche große Beglückung das Geben mit sich bringt; er erfährt nur das fast ständige Kranksein, das die Folge seiner verkrampften, habsüchtigen, gespannten Gefühle ist.

Ein Kind hat die Einstellung „Ätsch, ich hab' was, das du nicht hast" oder „Ich kann was, was du nicht kannst" oder „Mein Vater kann deinen verhauen". Leider verlieren viele Menschen niemals diese kindische Mischung von Egoismus und Konkurrenzneid. Es ist schwer, mit ihnen auszukommen, weil sie sich jedermann feindlich gegenüberstellen. Sie sind niemals zu freundlicher Zusammenarbeit bereit. Sie sind unbeliebte Geschäftspartner, bei jeder Gelegenheit gereizt und streitsüchtig im persönlichen Bereich.

Konkurrenz-
kampf um
jeden Preis

Ein Mensch, der sich unausgesetzt und eifersüchtig mit anderen vergleicht, führt ein scheußliches Leben. Dauernd erzeugt er bei sich und anderen Neid, verletzten Stolz und Feindseligkeit. Ich bestreite dabei garnicht, daß der Wettbewerb bis zu einem gewissen Grade zum Leben gehört. Aber sobald er überhand nimmt, wirkt er dem eigenen Ziel nur entgegen. Er erzeugt dann Beklemmung, Spannung, Überlastung und Gewissensbisse und verdirbt im Endeffekt selbst dem Erfolgreichen die Freude.

Das Ringen um den Platz an der Sonne ist im modernen Geschäfts- und Wirtschaftsleben einer der Faktoren, die in großem Ausmaß seelisch bedingte Erkrankungen hervorrufen. Die Leiter von großen Kaufhäusern müssen häufig ärztliche Betreuung in Anspruch nehmen, weil der Konkurrenzkampf sie völlig zermürbt. Das gleiche gilt für Banken und Industrieunternehmen. Diejenigen, denen es gelingt, vorwärts zu kommen, leiden schwer unter der Anstrengung, mit der sie ihren Erfolg bezahlen, und die Quittung ist dann nicht eben selten ein Magengeschwür. Haben sie keinen Erfolg, so tragen sie in ihrer Art ebenso schwer an ihrer Enttäuschung und reagieren mit Ermüdungserscheinungen und anhaltendem Kopfweh. Wer ist in diesem Konkurrenzkampf nun eigentlich der Sieger? Ich weiß es nicht; ich habe noch nie einen gesehen.

Das System
ist falsch

Man kann also ohne Übertreibung sagen, daß ein Wirtschaftssystem dieser Art kindisch und unreif ist. Hoffen wir, daß es im Lauf der Zeit erwachsen wird und sich daraus eine Einstellung von Mensch zu Mensch entwickelt. Heute ruiniert es vielen, die ihm dienen, das ganze Leben. Ist ‚big business‘, um seiner selbst willen betrieben, einen solchen Preis wert? Ich möchte es verneinen.

Die Heranbildung des reifen, das heißt des glücksfähigen Menschen, ist das einzige ehrenhafte Geschäft, das einzige würdige Gewerbe, das zu betreiben wir ein Recht haben. Jede Art Geschäftsunternehmung, die bei den Beschäftigten gesundheitsschädliche Gefühlskomplexe zur Folge hat, ist ebenso unreif und asozial wie der infantile Egoismus und Konkurrenzneid des Einzelnen. Hören wir ein Beispiel:

Dick leitete die Filiale eines Einheitspreisgeschäftes, die mit den Filialen in anderen Städten in Konkurrenz stand. Um Bezirksleiter zu werden, mußte Dick den Umsatz der anderen Filialleiter übertreffen. Tag und Nacht schuftete er für ein mäßiges Gehalt. Er bekam den

Bezirksleiterposten und dazu ein Magengeschwür. Kollegen bekamen das gleiche Magengeschwür, aber nicht den gleichen Posten. Bei jedem Wettbewerb muß es Verlierer geben. Die bekommen dann irgendwas anderes. Dick also schaffte es, Bezirksleiter zu werden. Er wurde besser bezahlt, aber er hatte auch viel größere Sorgen und war einem viel schärferen Konkurrenzkampf ausgesetzt. Er arbeitete und schwitzte mehr denn je, aber sein Bezirk blieb hinter dem eines Kollegen zurück, und er wurde nicht, wie er gehofft hatte, weiterbefördert. Die Enttäuschung über diese Niederlage brachte Müdigkeit, Darmträgheit, Kopfweh und Schlaflosigkeit mit sich.

Dann haben wir Leute wie Frau B., groß und grobschlächtig wie die alten Germanen. Jede Beziehung mit anderen Menschen wird für sie zum Konkurrenzkampf, bei dem sie beweist, daß sie eben doch noch ein bißchen gerissener ist als andere. Ihren Mann hat sie derart zur Strecke gebracht, daß der arme Kerl sich mit einem ausgewachsenen Minderwertigkeitskomplex durchs Leben schleppt. In jeder Versammlung, deren Leiter unvorsichtigerweise eine Diskussion eröffnet, erhebt sie sich kriegerisch zu voller Größe und beginnt irgendwas oder irgendwen auf den Kopf zu stellen. Im Frauenverein ist sie eine gefürchtete Macht, der Elternbeirat schlottert vor ihr und für ihren Bridge-Club ist sie ein Albdruck. Das Rathaus wackelt jedesmal, wenn sie durchgeht. Aber die Natur schafft Ausgleiche. Frau B. bezahlt ihre Unreife sehr teuer. Sie unterliegt nachts häufig lähmenden Angstvorstellungen, die bis zum Morgen anhalten und sie tagelang wie ausgehöhlt zurücklassen. Die Schwierigkeiten der Frau B. liegen darin, daß sie zu unreif geblieben ist, um freundlich und hilfsbereit mit ihren Mitmenschen umzugehen. „Meine Mama kann deine Mama verhauen" bezeichnet ungefähr die Entwicklungsstufe, auf der sie stehengeblieben ist. Beobachten Sie einmal solche Leute: die, die dauernd kommandieren, geraten selbst unter das Kommando ihrer Affekte.

Die infantile Einstellung im Sexuellen ist die einer egoistischen geschlechtlichen Befriedigung. Der Jugendliche begreift noch nicht, daß der Sexus nur ein Teilgebiet des weit größeren Erlebnisses der Einswerdung, der ‚Vermählung‘ ist. Der Durchbruch zur Reife erfolgt, wie bei jedem gemeinsamen Erlebnis zweier Menschen, nur dann, wenn Güte, Zuneigung und Kameradschaft zusammenwirken.

Sexuelle Reife und Unreife

Sexuelle Unreife ist deswegen so weit verbreitet, weil Scheu und Hemmungen alle vernünftigen Bemühungen um die geschlechtliche Erziehung blockieren. Weder Schule noch Familie oder Kirche geben dem jungen Menschen eine systematische Belehrung darüber, wie er das Geschlechtliche in sein Leben einbauen soll. Diese Belehrung überläßt man meist trüben Quellen; sie ist entsprechend anrüchig. Wen wundert es da noch, daß es so wenigen gelingt, zu sexueller Reife zu gelangen?

Ein Typus sexueller Unreife ist hysterische Furcht vor allem, was zum Geschlechtsleben gehört. Ich gebe ein Beispiel:

Rose war ein außerordentlich hübsches Mädchen, das in einer Umgebung mit recht rauhen Sitten aufwuchs. Um ihr einen Schutz gegen die Roheit dieser Umgebung zu geben, flößte ihre Mutter ihr eine entsetzliche Furcht vor allem Sexuellen ein. Als Rose Jahre später heiratete, war sie zu einer wirklichen Vermählung außerstande. Ihr Mann versuchte mit unendlicher Geduld und auf alle erdenkliche Weise, diese Hemmungen zu überwinden. Aber Rose entzog sich ihm physisch und seelisch immer mehr. Das Bewußtsein, als Frau zu versagen, führte zusätzlich zu Gefühlen der Schuld und Unzulänglichkeit. Es entwickelte sich bei ihr eine nichtspezifische eitrige Dickdarmentzündung; schließlich mußte sie ein ganzes Jahr im Krankenhaus zubringen.

Genau entgegengesetzt ist jene andere Art von sexueller Unreife, bei der die Sexualität Hauptinhalt des Lebens ist. Auch hier ein Beispiel:

Marlene wuchs in einer Familie auf, in der ordinäre Hemmungslosigkeit zum Idol gemacht wurde. Die einzige Sorte von Witzen, die das Mädchen zu hören bekam, war massiv sexuell. Sie wurde frühzeitig in erotische Filme mitgenommen; überall lagen zweideutige Magazine herum, die ihre Mutter zu kaufen pflegte. Die Freunde des Hauses gehörten zu jener Sorte skrupelloser Intellektueller, deren Intellekt fast ausschließlich mit Erotik beschäftigt ist. Lange bevor Marlene alt genug für Rendezvous war, hielt ihre Mutter es für richtig, daß sie mit jungen Leuten Tanzveranstaltungen und Revuen besuchte. Als halbes Kind kam sie in andere Umstände und beglückte ihre Familie mit Liebesaffären am laufenden Band. Schon jetzt, wo sie erst fünfunddreißig ist, hat Marlene Unglück genug für ein ganzes Leben erlebt und ist imstande, drei weitere Leben mit Unglück zu füllen. Sie klagt unaufhörlich über diese und jene Beschwerden und ist Dauergast im ärztlichen Sprechzimmer.

Manche Menschen halten Aggressivität – Haß, Wut, Grausamkeit, Streitsucht – für Stärke. Genau das Gegenteil ist der Fall. Sie bedeuten nichts als kindische Hemmungen und grobe Formen der Unreife; sie sind ein Zeichen der Schwäche und Beweise von Angst und Enttäuschung. Kinder fühlen sich in ihrer Welt verhältnismäßiger Machtlosigkeit schwach, abhängig und unsicher. Wenn sie aus Gründen der Disziplin auf einen Wunsch verzichten müssen, ist ihre Reaktion darauf Zorn, Haß, Streitsucht und wenn möglich Grausamkeit. Viele Menschen nun behalten diesen Zug feindseliger Aggressivität auch als Erwachsene. Sie bleiben grausam und streitsüchtig, weil sie sich noch immer schwach, abhängig und unsicher fühlen. Sie *sind* tatsächlich schwach; denn sie haben nicht gelernt, stark zu werden. Nur der Starke kann weich sein. Die Männer, die in den Regierungen der Welt Machtpositionen an sich gebracht und sich durch einen rücksichtslosen Kampf bis aufs Messer an die Spitze gearbeitet haben, gelten zu Unrecht als stark und reif, und nur weil so viele Menschen über diese Stufe der feindseligen Aggressivität nicht hinauskommen, ist Unmenschlichkeit des Menschen gegen den Menschen zur einzigen wirklichen Gefahr unserer Zeit geworden.

(Randnotiz: Aggressivität ist Schwäche)

Bisweilen wird die Unreife unverhüllt in feindseliger Einstellung und Grausamkeit sichtbar, wie zum Beispiel bei einem Verbrecher, der fühllos und hemmungslos mordet. Aber es gibt viele Menschen von gleicher Art, denen es gelingt, jene Unreife (die letztlich auch dem Verbrechen zugrunde liegt) sorgfältig zu verbergen. Sie könnten jeden, der ihnen zu seinem Unglück über den Weg läuft, ins Verderben stürzen.

Bert ist – um ein weniger gravierendes Beispiel zu schildern – ein nett aussehender Bursche, den man für hundertprozentig harmlos hält. Einer seiner Arbeitgeber aber erzählte mir, daß, nachdem Bert in seine Abteilung gekommen war, viele der Angestellten unzufrieden wurden und anfingen, Schwierigkeiten zu machen. Alle waren dauernd gereizt; hier und da wurde heimlich gehetzt. Die Lage wurde so ernst, daß man unter der Hand nach dem Anstifter fahndete. Dabei kam heraus, daß es Bert war, der in einem ruhigen, netten Plauderton den anderen Angestellten gegenüber Anspielungen und nadelspitze Bemerkungen fallen ließ. Er verspritzte sein Gift derart raffiniert, daß seine Arbeitskameraden gar nicht merkten, wie er sie aufhetzte. Nachdem Bert entlassen

(Randnotiz: Infantile Störenfriede)

worden war, ging auf der Abteilung alles wieder reibungslos wie früher. Bert fühlt sich körperlich nie wohl, und ich habe den Verdacht, daß er es nie tun wird.

Viele Frauen haben sich weggeworfen, indem sie Männer heirateten, die mehr Haare auf der Brust und mehr Muskeln in den Armen als Reife im Kopf hatten. Die Hölle kann nicht schlimmer sein als das, was diese Frauen auf Erden durchmachen. Sehr häufig zeigen diese womöglich gut aussehenden Ehemänner nach außen ein so verbindliches Wesen, daß die Mitwelt den allerbesten Eindruck von ihnen hat. Die Frau sagt dann wohl: „Jemand Fremdes kann sich einfach nicht vorstellen, wie gemein und bösartig er zu Hause in jeder einzigen Stunde ist!" Aber oft glaubt man ihr nicht.

Solche Männer – sie sind oft die reinsten Kinder – bekommen unvermeidlich seelisch bedingte Krankheiten. Sie verdienen sie redlich. Aber ihre Frauen verdienen es nicht, daß sie ebenfalls mit seelisch bedingten Krankheiten gestraft werden.

Fantasie und Wirklichkeit
Für das Kind ist es charakteristisch, daß es sein Fantasiegebilde für Wirklichkeit hält und keinen Versuch macht, beides auseinanderzuhalten. Ein Kind kann sich das fast unbegrenzt leisten, weil es im allgemeinen weder Schaden noch Nutzen davon hat. Wenn das Kind jedoch erwachsen und für sein Verhalten verantwortlich wird und noch immer nicht zwischen Wirklichkeit und Fantasie unterscheiden kann, so resultiert daraus ein Rattenschwanz von Verwicklungen, der gleichbedeutend ist mit Elend und negativen Emotionen.

Erschreckend häufig kommt die im folgenden beschriebene Art von Unreife vor: Irgendjemand fantasiert sich etwas über einen anderen zusammen und bringt ein entsprechend bösartiges Gerücht in Umlauf, das für bare Münze genommen wird. Oder ein egoistischer, unehrenhafter und gewissenloser Politiker tischt zum Beispiel ein Märchen über die Verdienste auf, die er sich als geschworener Feind des Totalitarismus um die Republik erworben habe, und eine große Zahl ehrenwerter, aber unreifer Wähler glaubt ihm aufs Wort. Ein anderer bildet sich ein, göttliche Botschaften zu hören, und überredet andere Leute, sie für Wirklichkeit zu halten. (Alle mir je zu Gesicht gekommenen Menschen, die behaupteten, mit Gott in direkter Verbindung zu stehen, stellten sich als Schizophrene heraus.) Oder irgendein Kindskopf denkt sich aus, daß sämtliche Krankheiten auf sogenannte Bandscheibenvorfälle zurückzuführen seien, und bringt die Leute dazu, ihm zu glauben. Jeder solche Fall von Unreife bringt Leid über die Welt oder doch über einen Teil von ihr. Für keine andere Form müssen wir einen so hohen Preis bezahlen. Sie kommt den einzelnen ebenso wie die Allgemeinheit teuer zu stehen.

In diesem Zusammenhang verdient eine sehr verbreitete Spielart dieser Unreife unsere besondere Aufmerksamkeit. Es handelt sich um die Menschen, die sich über nie geschehene Dinge aufregen, weil sie sie für Wirklichkeit halten. Sie leben in einer schrecklichen Fantasiewelt, einem Jammertal, wo alles böse ist – dabei existiert diese Art von Welt überhaupt nicht.

In Wirklichkeit ist unsere Alltagswelt eigentlich ganz erträglich und dabei hochinteressant, und alles, was uns in ihr widerfährt, kann auf irgendeine Weise ins Positive gewandt werden. Aber diese Fantasten machen daraus einen Ort des Schreckens, wo es auch mit ihnen selbst nur ein böses Ende nehmen kann. Sie fürchten sich am hellen Tage allein zu sein, weil sie davon überzeugt sind, daß ihnen irgendetwas passieren kann. Sie haben niemals den Zustand der Kindheit mit ihren unbestimmten Ängsten überwunden und nehmen daher die Ausgeburten ihrer irrealen Furcht für Wirklichkeit. Leute dieses Schlages sitzen ständig in den ärztlichen Wartezimmern.

Eine Bäuerin, die zu mir zur Behandlung kam, hatte beispielsweise beim Abladen von Heu plötzlich die Vorstellung: „Da könnte eine Schlange im Heu sein.“ Nun hatte sich zwar niemals auch nur eine einzige Schlange auf ihrer Farm blicken lassen. Aber die Vorstellung war nun einmal da, und die Frau ließ ihrer Fantasie die Zügel schießen und stattete das Hirngespinst mit allen fürchterlichen Einzelheiten aus, bis es in ihrem Denken zur Tatsache geworden war und sie es nicht mehr über sich brachte, in den Heuschuppen zu gehen.

Eine andere, etwa sechzigjährige Frau brachte folgende Beschwerden in meiner Sprechstunde vor: „Sie werden mich auslachen, aber ich habe schon seit vielen Monaten eine Schlange im Magen. Sobald sie gereizt ist, beißt sie mich und tut mir fürchterlich weh.“ In jeder anderen Beziehung war sie völlig normal und in dieser Wahnvorstellung auch nicht anomaler als jeder andere, der Fantasie und Wirklichkeit verwechselt. Sie möchten vielleicht wissen, wie die Sache mit der

Schlange ausgegangen ist? Nun, das Aufgebot aller ärztlichen Kunst, selbst die Untersuchung des Magens mit dem Gastroskop, konnte die Frau nicht davon überzeugen, daß sie keine Schlange im Magen hatte. Schließlich kam einer unserer Ärzte, der sich auf Taschenspielertricks verstand, auf die Idee, beim Herausziehen des eingeführten Magenschlauchs eine Strumpfbandschlange aus seinem Ärmel zu produzieren und dabei zu sagen: „Wahrhaftiger Gott, Sie hatten tatsächlich eine Schlange drin – da ist sie!" „Sehen Sie wohl", meinte die Frau triumphierend, „das habe ich Ihnen doch die ganze Zeit gesagt." Sie war sehr erleichtert und fühlte sich großartig. Aber drei Monate später kam sie wieder und sagte: „Ich habe schon wieder eine Schlange im Magen!" Diesmal war es Winter, und unser geschickter Doktor konnte für seine Zaubernummer keine Schlange auftreiben. Die Patientin ging, noch ehe es Sommer wurde, mit ihrer Schlange in ein anderes Krankenhaus. Ich weiß daher nicht, ob sie sie inzwischen losgeworden ist. Vielleicht hat das Vieh Eier gelegt und ausgebrütet und der ganze Magendarmtrakt ist eine Schlangengrube geworden . . .

Anpassungsfähigkeit als wertvollster Bestandteil der Reife

Ein Mensch, der nicht lernt, sich ungebrochen im Wind zu biegen und sich wechselnden Lebens-Umwelt-Bedingungen willig anzupassen, kann unmöglich in einer Welt glücklich sein, über die plötzliche Katastrophen hereinbrechen und in der die heutigen Werte morgen schon nicht mehr existieren.

Anpassungsfähigkeit ist wohl der wertvollste Bestandteil der Reife. Wenn unsere Lebensumstände – wie so oft – unerträglich erscheinen, wenn uns der Boden unter den Füßen weggezogen wird, dann gibt es nur eine Möglichkeit, dem Komplex krankheiterzeugender und uns elend machender Emotionen zu entgehen: die Fähigkeit, allen Schicksalsschlägen so elastisch zu begegnen, daß sie uns nicht zerbrechen können, und sich tapfer einem neuen Anfang unter veränderten Bedingungen anzupassen. Nur wer in diesem Sinne reif ist, bleibt gelassen, wenn ihm die Erfüllung fundamentaler Lebensnotwendigkeiten (von denen wir im 14. Kapitel sprechen werden) versagt wird. Ohne diese Anpassungsfähigkeit hat man sein Leben lang Kummer.

Man kann sich ferner vornehmen, nie auf Katastrophen zurückzublicken, die man hinter sich hat, sondern vorwärts zu schauen, in der sicheren Überzeugung, daß die Zukunft noch Gutes genug bringen wird.

Reife ist nach alldem nichts anderes als eine klare, bestimmte Ein- *Reife ist*
stellung zu uns selbst und der Welt. Aber diese Verhaltensweise kommt *eine Lebens-*
nicht von selbst. Sie gehört zum Schulpensum des Lebens; sie muß *einstellung*
erarbeitet werden. Von dieser Einstellung hängt es ab, ob wir glücklich
oder unglücklich leben, ob wir gesund sind oder ob wir in Krankheit
verelenden.

Jedermann sollte sich zu seinem eigenen Besten die Frage stellen:
„Wie reif bin ich? Worin bin ich noch unreif, und wie kann ich diese
Unreife überwinden?" Viele Menschen erleben, daß man reif werden
kann, auch wenn man schon den dreißigsten, vierzigsten, fünfzigsten
und sogar den sechzigsten Geburtstag hinter sich hat. Man braucht nur
gezeigt zu bekommen, was man lernen muß, und muß den aufrichtigen
Wunsch haben, es auch wirklich zu lernen. Dann stellt sich mit der
Reife auch die seelische Tragfähigkeit ein.

Kurzum, wir leiden nicht deswegen an seelischer Überlastung und
an seelisch bedingten Krankheiten, weil unsere Sorgenlast als solche
überwältigend groß ist, sondern weil wir nicht gelernt haben, mit
unserem Sorgenpäckchen fertig zu werden.

Nur Reife kann helfen, und sie bedeutet die Fähigkeit, die verschiedenen Phasen eines durchschnittlichen Menschenlebens erfolgreich
durchzustehen, mit einem Höchstmaß an Lebensfreude und einem
Minimum an Belastung. Reif sein heißt im Gleichgewicht sein, heißt,
in jeder Lebenslage Fassung, Mut, Entschlossenheit, ja Heiterkeit zu
bewahren, während der unreife Mensch mit Angst, Furcht, Schrecken
oder Enttäuschung reagiert.

DER WEG ZU SEELISCHER AUSGEGLICHENHEIT

Sie, ich, wir alle, sind also nachgewiesenermaßen in vieler Hinsicht unreif und leben unter seelischem Druck. Man darf uns deswegen nicht tadeln; wir sind Opfer der Verhältnisse. Unsere seelische Überlastung stammt nicht von dem, was wir gelernt haben, sondern von dem, was zu lernen wir keine Gelegenheit hatten.

Soviel ist sicher – wir können den Weg nicht rückwärtsgehen und unser Selbst vom Nullpunkt her nochmals aufbauen. Wenn wir etwas besser machen wollen, dann jetzt und hier, mitten in der Misere, in der wir drinstecken, in der Verwirrung der Gefühle, die manchem von uns so übermäßig groß und schwer erscheint. Einen anderen Weg gibt es nicht. Trotz aller Hindernisse, die unsere seelische Überlastung um uns getürmt hat, müssen wir einen Weg zur Besserung suchen. Ich möchte Ihnen zurufen: „Nun los, wir wollen jetzt doch mal unser Seelenleben überholen!" Wenn Sie sich Ihre innere Situation besehen, finden Sie nichts als einen fürchterlich wirbelnden, vernichtenden Strudel von Schwierigkeiten und Sorgen! Die Aufforderung, bei diesem Stand der Dinge zu innerer Harmonie zu gelangen, mag Ihnen so vorkommen, als sollten Sie in den Niagara-Fällen Ihre erste Schwimmstunde nehmen. In Wirklichkeit ist es aber ganz einfach, die seelische Überbelastung los zu werden und zu innerer Harmonie zu gelangen – mehr noch: es ist ein erfrischendes Erlebnis. Sie können sofort beginnen, Ihre Unreife in Reife umzuwandeln. Also: fangen Sie heute noch damit an!

Nehmen Sie sich einen Augenblick Zeit für folgende Überlegung.

Angenommen, Hans Müller ist ein Glückspilz, der richtig erzogen und dadurch harmonisch und reif geworden ist. Was verdankt Hans Müller nun dieser Erziehung? Grundsätzlich Folgendes: er ist dadurch an richtiges Denken gewöhnt worden und ebenso an die richtige Haltung Situationen gegenüber, auf die Fritz Schmidt, der eine solche Erziehung nicht genossen hat, seinerseits mit Furcht, Sorge, Entmutigung und ähnlich schädlichen Gefühlen reagiert.

Bei Hans Müller, der richtig erzogen worden ist, entstehen gesunde Gedanken und Einstellungen ganz unbewußt. Sie sind, wenn sie gebraucht werden, von selbst da, eben weil er entsprechend erzogen wurde.

Hier haben wir nun den Aufhänger für einen Trick, mit dem wir uns alle helfen können. Wenn Sie und ich bloß Hans Müllers Gedanken und Einstellung kennen würden, dann könnten wir sie auch in uns entwickeln; durch bewußte Beherrschung unseres Denkens wären sie plötzlich griffbereit, selbst wenn wir nicht dafür geschult worden sind.

Mit anderen Worten, Sie müssen Ihr Denken beobachten, so als ob Ihr ‚Geistiges Auge‘ von einer gewissen Höhe aus alles überblicken könnte, was Ihnen ungewollt in den Sinn kommt. Ihr Geistiges Auge muß achtgeben auf das, was vor sich geht, und Ihnen sofort berichten, wenn Ihr Geist anfängt, sich mit belastenden Gedanken zu beschäftigen.

Sobald Ihnen das Geistige Auge meldet, daß sich Ihr Bewußtsein mit belastenden Gedanken abgibt, fangen Sie ganz bewußt an, so zu denken und sich so zu verhalten, als ob Sie das seelische Gleichgewicht und die Reife von Hans Müller besäßen.

Diesen Trick nennen wir ‚bewußte Gedankenkontrolle‘. Jeder kann ihn anwenden. Sie können zum Beispiel, so wie Sie da auf Ihrem Stuhl sitzen, Ihre Gedanken auf den letzten Sommerurlaub richten oder auch auf den nächsten. Sie können Ihre Gedanken beliebig dirigieren; natürlich können Sie das! Jetzt versuchen Sie es bitte einmal! Denken Sie an etwas recht Nettes, das Sie vorhaben. Na also! Es ist wirklich keine Hexerei!

Man muß nur wissen, wie und in welcher Richtung ein Gedanke kontrolliert werden muß, wenn wir Hans Müller auf dem Pfad der Reife und seelischen Ausgeglichenheit folgen wollen.

Auf den ersten Blick sieht das sehr kompliziert aus, und das wäre es auch, wenn wir schon vor allem Anfang uns darüber klar sein müßten, was uns im Vergleich mit Hans Müller fehlt. Aber diese Arbeit haben uns Psychologen und Nervenärzte schon abgenommen und die Ergebnisse schön säuberlich registriert. Alles ist in einfache, leicht verständliche und praktisch gut anwendbare Begriffe und Regeln zusammengefaßt worden.

Damit wir uns nicht mißverstehen: Ich sagte ‚einfach‘, gebe aber zu, daß es nicht immer leicht ist, diese einfachen Anweisungen auch wirklich zu befolgen. Oft werden Sie allerhand Druck hinter Ihre Anstrengungen setzen müssen. Aber da es sich um Ihr wichtigstes persönliches Anliegen (Reife und Harmonie) und um das wichtigste Ziel Ihres Lebens (nämlich Ihr Glück) handelt, und da es außerdem noch unmittelbar um Ihre Gesundheit geht – so sind die erforderlichen Anstrengungen mehr als tausendmal die Mühe wert, die sie Sie kosten.

So, nun wollen wir weitermachen! Welche Richtung muß unsere Gedankenkontrolle einschlagen?

Der Grund-
gedanke Ein Gedanke muß ständig in Ihnen sein wie ein Spruchband über Ihrer Lebensstraße: „Ich will in meinem Denken und meiner Haltung ruhig und heiter sein, und zwar gleich jetzt.“

Diesen Gedanken müssen Sie immer in sich tragen und ihn sich selbst solange vorsagen, bis er ohne bewußte Anstrengung ‚sitzt‘. Der Gedanke ist dann so allgegenwärtig wie die Zeit. „Ich will ruhig und heiter in Denken und Haltung sein – und zwar gleich jetzt.“ Was auch im Laufe des Tages geschieht, welche Situationen sich auch ergeben mögen – lassen Sie diesen einen Gedanken lebendig sein und seine Wirkung tun.

Und natürlich wird es tagtäglich Situationen geben, auf die Sie bisher gewohnheitsmäßig mit einer schädlichen Gemütserregung reagiert haben. Statt dessen werden Sie jetzt zu sich selbst sagen: „Na, alter Junge, hier brauchen wir wohl unsere ganze Seelenruhe und unseren Humor.“

Sie müssen dann die belastende Gefühlsreaktion, die Sie früher gehabt hätten, durch eine gesunde ersetzen; an Stelle von Angst, Sorge, schlechtem Gewissen, Enttäuschung, Beklemmung, Verzweiflung tritt die Heiterkeit des Herzens.

Von der
Heiterkeit
des Herzens Im Anfang werden Sie noch über irgendetwas gereizt sein oder darüber in Rage geraten, ehe Sie daran denken, daß Sie ja zu sich sagen wollten: „Ich will in Denken und Haltung ruhig und heiter sein – gleich jetzt!“ Wenn Sie es aber regelmäßig versuchen, dann werden Sie mit Hilfe dieses Grundgedankens der Gefühls-Überlastung zuvorkommen und Ihr Abgleiten in belastende Gefühle abfangen können. Jedesmal, wenn Sie daran denken: „Ich will in Denken und Haltung ruhig und hei-

ter sein – gleich jetzt!", dann halten Sie die Gedanken auf, die Ihre seelische Überlastung erzeugen, und machen damit einer Gedankenfolge die Bahn frei, die gesunde Gefühle erweckt. Jeder hat bald seinen eigenen Kniff, mit dem er ein positives Gefühl an die Stelle des schädlichen setzt – gleich jetzt, sobald es nötig ist.

Einer meiner Patienten gewöhnte sich an, bei jenen täglichen unangenehmen kleinen Ereignissen, die doch nur untergeordnete Bedeutung haben, einfach zu pfeifen. Nicht lange, und er trillerte sich ohne Schwierigkeit in Behagen, Ausgeglichenheit und Heiterkeit hinein.

Eine Patientin, die eine gute Stimme hatte und gern sang, stellte fest, daß sie ihre Stimmung durch Gesang sofort heben konnte. Eine andere lernte es, ihre Aufmerksamkeit auf die Schönheit der kleinen Dinge in ihrer Umgebung zu lenken, sobald sie Aufmunterung brauchte. Und ein Mann erzählte mir, daß er sich mit Zukunftsplänen befaßt, an die er intensiv denkt, sobald er merkt, daß seine Stimmung nach der Belastungsseite hin umschlagen will.

Für viele Menschen ist das Gebet der rechte Weg, einen Strom positiver Gefühle in Lauf zu setzen. Aber das Gebet selbst sollte ja schon in Ruhe und Heiterkeit begonnen werden. Es hat keinen Wert zu beten: „O Herr, mir geht es schlecht, meine Lage ist furchtbar. Hilf mir doch, mein Gott!" Die Bitte müßte vielmehr so lauten: „Du hast eine wunderbare Welt zu unserer Freude geschaffen, o Herr. Gib mir Mut, Ergebung, Entschlossenheit, Gleichmut, Heiterkeit und Frohsinn, um dieses Leben recht zu genießen, das du mir in deiner Großmut geschenkt hast."

All dies sind nützliche Methoden, um ein Gefühl durch ein anderes zu ersetzen. Sie werden Ihnen aus den zahlreichen kleinen Wirrnissen heraushelfen, die jeder Tag mit sich bringt und deren Gesamtsumme Sie sonst kleinkriegen könnte.

Mit dem Satz: „Ich will in Denken und Haltung ruhig und heiter sein – jetzt gleich" ruft man bewußt das gesunde Gefühl herbei, anstatt dem schädlichen das Feld zu überlassen. Es ist zur Erlangung der seelischen Ausgeglichenheit sehr wichtig, daß Sie Ihre Belastungen auf diese Art behandeln. Denn wenn sie auch noch so geringfügig erscheinen, so genügen diese trivialen kleinen Ereignisse ja doch, um ständige seelische Überlastung und seelisch bedingte Krankheiten hervorzurufen – wenn man ihnen nämlich die entsprechende Macht einräumt. Die Belastung von achtzig Prozent der Durchschnitts-Patienten rührt von solchem schlecht kontrollierten, verhältnismäßig geringfügigen Alltagsärger her.

Wenn aber in Ihrem Leben einmal alles glatt und gut geht, dann gestatten Sie sich doch auch einmal, sich so recht von Herzen glücklich zu *fühlen*. Laden Sie sich mit Ausgeglichenheit, Freude und Heiterkeit auf. Genießen Sie das Große und Schöne in Ihrer Welt bis zum letzten Tropfen. Das Leben ist wunderbar, wenn Sie ihm nur die Möglichkeit lassen, es zu sein.

Vier Ratschläge für schlechte Tage

Mit den großen Problemen, die in Ihrem Leben auftauchen können (wir haben ja alle schon welche erlebt und werden noch mehr erleben), wird man nicht so leicht fertig wie mit den Alltags-Ärgernissen. Angenommen, Ihre Frau ist krank, Sie können keine Hilfe bekommen (richtiger gesagt, Sie können sich keine leisten), die Kinder verlottern, und es sieht so aus, als ob Sie Ihren Betrieb stillegen müßten. Sie arbeiten ja jetzt schon nur noch drei Tage in der Woche. Die Gläubiger sind hinter Ihnen her. Das, mein Lieber, ist keine Lage, die man beheben kann, indem man einfach das eine Gefühl mit einem anderen vertauscht.

Merken Sie sich für solche Fälle die folgenden Regeln:

1. Zeigen Sie sich äußerlich so ruhig und gelassen wie nur möglich. Erleichtern Sie sich Ihre schwierige Lage mit ein bißchen Humor, wenn es auch Galgenhumor ist.

2. Lassen Sie Ihr Unglück nicht ständig in Ihrem Bewußtsein kreisen wie eine Grammophonplatte, die immer wieder heruntergeleiert wird. Werden Sie nicht gereizt, kopflos oder hysterisch. Vor allem, fangen Sie nur ja nicht an, sich selbst zu bedauern.

3. Machen Sie Ihre Pläne immer so, daß sich aus einer Niederlage noch irgendwie ein Sieg herausholen läßt, und denken Sie daran, daß es Ihr größter Sieg ist, wenn Sie Mut und Heiterkeit bewahren. Jeder wird Sie dafür bewundern.

4. Setzen Sie über Ihr Leben die folgenden Leitworte:
Fassung („Nur ruhig Blut!")
Ergebung („Den Rückschlag mit Anstand tragen!")
Mut („Ich kann noch viel mehr durchstehen!")
Liebenswürdigkeit („Höflichkeit kostet nichts!").

Ich will Ihnen von zwei Männern erzählen, an die Sie denken sollen, wenn Sie sich mit Ihren eigenen Problemen herumschlagen. Sie sind so verschieden wie Tag und Nacht. Der eine – Karl – ist ein Schulbeispiel für seelische Überbelastung, der andere – Wilhelm – ein Modellfall seelischer Ausgeglichenheit.

Karls kleine Welt wäre ein Paradies, wenn ein anderer als er sie bewohnte. Der einzige Haken in seinem Leben ist sein Zustand gefühlsmäßiger Überbelastung. Merken wir uns, daß er daran keine persönliche Schuld trägt; seine Eltern haben ihn gänzlich falsch erzogen. Karl ist ein wohlhabender Farmer und dazu Bankvorsteher in einer nahegelegenen Stadt. Er hat von seinem Vater einen herrlichen Landbesitz geerbt. Vom Vater stammt aber auch seine Griesgrämigkeit; man findet sie häufig bei ‚Erfolgsmenschen‘. Ich halte Griesgrämigkeit als solche allerdings nicht für vererbbar, sondern glaube, daß man diese Eigenschaft erwirbt, wenn man im Schatten der Übellaunigkeit eines anderen leben muß. Karls Mutter war ebenso mürrisch; vermutlich hatte Karls Vater sie damit angesteckt, oder er hatte sie vielleicht auch geheiratet, weil sie die Art von tierischem Ernst besaß, die seiner Auffassung nach zu solidem Bürgertum gehörte.

Obwohl Karl es niemals schwer gehabt hatte, obwohl weder finanzielle Verluste noch ungewöhnliche Familienkatastrophen oder andere Tiefschläge des bösen Schicksals ihn betroffen hatten, wandelte er durchs Leben, als ob der völlige Ruin vor seiner Tür stünde.

Auf Karls Straßenseite schien sozusagen niemals die Sonne. Er glich dem Mann, der einem Freund beim Spaziergang im Park erzählt, daß ihm alles mißglückt, was er anfaßt. „Manche kaufen Aktien – sie steigen. Manche heiraten eine Märchenprinzessin. Bei mir geht alles schief.“ In diesem Augenblick flog ein Vogel über ihre Köpfe weg. Der Mann, der so beweglich Klage geführt hatte, zog ein Taschentuch heraus und säuberte seinen Rockaufschlag sorgfältig von einem frisch erworbenen Klecks. „Da sehen Sie es“, sagte er, „für andere singen sie!“

Ich habe Karls Familie und seine Nachbarn befragt, ob sie je ein zuversichtliches oder liebenswürdiges Wort von ihm gehört hätten; aber keiner konnte damit dienen. Halt, da hätte ich beinahe etwas vergessen. Karls Frau hält es für möglich, daß er im ersten Jahr ihrer Ehe doch einmal etwas Nettes zu ihr gesagt hat; aber das ist schon so lange her, daß sie ihrer Sache nicht mehr ganz sicher ist.

Um mir ein Bild davon zu machen, wie Karls Veranlagung sich auswirkt, fuhr ich an einem Julitag bei seiner Farm vor. Der Hafer war gerade schnittreif. Karl hatte sechzig Morgen bildschönen Hafer angebaut. Ich sagte: „Karl, Sie haben ja prachtvollen Hafer!" Verdüstert antwortete er mir: „Tja, aber den legt mir der Wind um, bevor ich mähen kann."

Ich behielt den Hafer im Auge. Karl mähte, noch ehe Wind aufkam. Er drosch auch, bevor der Hafer ausgedörrt war, und verkaufte ihn, wie ich erfuhr, zu einem ausgezeichneten Preis. Als ich ihn das nächste Mal traf, sagte ich: „Na, Karl, wie ist's denn mit dem Hafer gegangen?" „Och, ganz gut", gab er zurück, „aber so eine Ernte laugt den Boden völlig aus."

In einem anderen Jahr stand der Mais so gut, daß pro Morgen 165 bushels zu erwarten waren. Kurz vor der Ernte kam Karl einmal in meine Sprechstunde, und ich sagte gesprächsweise (außerdem, um zu sehen, ob er noch der alte war):

„Wie steht dieses Jahr der Mais, Karl?"

Und Karl antwortete: „Furchtbar! Er ist so schwer, daß ich nicht weiß, wie wir ihn einbringen sollen!"

Ein anderes Mal traf ich ihn im Oktober auf der Straße. Es war einer von diesen traumhaft schönen Oktobertagen, wie wir sie oft in Wisconsin haben. Ich dachte, mein Entzücken müßte ihn anstecken, als ich sagte: „Hallo, Karl! ist das nicht ein herrlicher Tag?"

Seine Antwort war: „Na ja, aber wenn der Oktober so schön ist, kriegen wir einen harten Winter . . ."

Das sind typisch Karls Auffassungen.

Sie erinnern sich an das, was wir im 4. Kapitel über den Typ gefühlsbedingter Krankheit gesagt haben, an dem Karl leidet. Leute von Karls Stimmungs-Kolorit bekommen immer *seelisch* bedingte Krankheiten, spätestens Mitte Fünfzig. Und wenn es sie erwischt, dann ist die Krankheit so gründlich wie Karls schlechtes Wetter. Sehr häufig werden sie für den Rest ihres Lebens Invaliden.

Wilhelm, der Lebenskünstler

Das gerade Gegenteil von Karl spaziert noch heute in unserer Stadt herum. Der Mann trägt einen respekteinflößenden, wenn auch alten Hut. Sein Mantel ist sauber, jedoch abgetragen. Er hat ein offenes Lächeln und schaut froh aus den Augen. Wilhelm heißt er. Genau wie

94

Karl hatte auch Wilhelm eine runde Summe von seinem Vater geerbt. Auf abenteuerliche Weise hat er es verdrei- und vervierfacht und so genossen, wie nur Wilhelm zu genießen versteht.

Dann kamen die Jahre 1929 und 1930. Die Bankiers (besonders einer war übel) machten sich fröhlich über Wilhelm her und nahmen ihn total aus. Aus zuverlässiger Quelle weiß ich, daß Wilhelm bei etwas mehr Entgegenkommen die Krise ganz gut hätte überstehen können. Aber dieser eine Bankier riß sich seinen Besitz unter den Nagel, solange die Gelegenheit günstig war. Wilhelm erhielt im Rahmen des staatlichen Arbeitsbeschaffungsprogramms eine Stellung als Straßenarbeiter.

Eines Tages sah ich ihn mit einer Schar von anderen Männern einen Graben ausheben. Wilhelm war nun schon sechzig und hatte – wenn überhaupt je – seit Jahren nicht körperlich gearbeitet. Als er mich erblickte, lachte er über das ganze Gesicht und stützte sich auf seinen Spaten. „Sie meinen gewiß", sagte er, „daß Sie jetzt endlich mal zusehen können, wie ein ehrlicher Mann einen ehrlichen Dollar verdient. Nur stimmt das nicht ganz. Ich verdiene bloß 79 Cents ehrlich. Für den Rest lehne ich mich auf meinen Spaten und schwatze. Aber die Regierung will das ja so. Es kommt ihr gar nicht so sehr darauf an, daß der Graben hier ausgehoben, als daß die öffentliche Moral gehoben wird! Die 21 Cents, die ich nicht mit Schaufeln verdiene, mache ich wieder wett – ich bringe die Jungens, die hier mit mir arbeiten, ein bißchen in Stimmung." Die Burschen im Graben lachten alle mit. Seit er bei ihnen arbeitete, waren sie vergnügt.

Wilhelm hatte noch ein paar Eisen im Feuer und verdiente neben dem Stundensatz zusätzlich ein paar Groschen. Aber dann erkrankten sowohl er wie seine Frau, die er über alles liebte, gleichzeitig an Krebs. Beide wurden operiert. Er überstand den Eingriff und wurde wieder gesund, aber er verlor seine Frau. Das Krankenhaus verschlang seine ganzen, erst neuerlich gemachten Ersparnisse. Aber selbst das veränderte Wilhelm nicht; nie sprach er von sich selbst, nie klagte er.

Für jeden, der ihn im Krankenhaus besuchte, hatte er eine heitere Begrüßung, eine nette kleine Geschichte, eine amüsante Anekdote. Der Tod seiner Frau muß eine große Lücke in sein Leben gerissen haben, aber er ließ es sich nicht anmerken. Er füllte die Lücke mit seinem alten Lächeln, das unter dem verbeulten Hut hervorleuchtete – das war alles, was er noch hatte. Hier und da verdiente er noch ein bißchen, und immer war er fröhlich.

Dann bekam er Kehlkopfkrebs. Er wurde wieder operiert. Ich sah ihn häufig im Sprechzimmer, und er hatte mir soviel Interessantes zu erzählen, daß ich Mühe hatte, herauszubekommen, wie es *ihm* ging. Wunderbarerweise wurde er auch nach der Kehlkopfoperation wieder gesund. Man trifft ihn immer noch in der Stadt, lächelnd, an allem interessiert und jedermann für irgendetwas interessierend.

Das Bemerkenswerteste an Wilhelm ist vielleicht dies: der Bankier, der ihn während der Wirtschaftskrise zur Strecke gebracht hatte, besaß niemals einen Freund. Ich habe nie jemanden ein gutes Wort über ihn sagen hören – außer Wilhelm. Wilhelm hält den Bankier für einen sehr fähigen Mann und sagte einmal zu mir: „Man glaubt, der Mann wäre herzlos; dabei ist er in Wirklichkeit ganz gutmütig. Nur bemerkt es kein Mensch, wenn er gutherzig ist; aber wenn er tut, was nun einmal das Bankgeschäft mit sich bringt, dann reden todsicher alle schlecht über ihn."

Einer von Wilhelms Nachbarn, der immer bewundert hatte, wie Wilhelm in allem Unglück den Kopf oben behielt und sich sein heiteres Lächeln, seinen freundlichen, so gar nicht wehleidigen Gruß bewahrte, ging eines Morgens auf ihn zu und sagte: „Entschuldige mal, Wilhelm, ich möcht' dir bloß ganz einfach sagen, daß ich dich bewundere, wie du so ein Unglück nach dem anderen getragen hast; ich würde wirklich gern wissen, wie du das machst. Würdest du's mir verraten?"

Wilhelm lächelte erfreut. Wie jedem anderen tat auch ihm ein nettes Wort wohl.

„Das kann ich dir sagen. Es ist schon lang her, da saß ich einmal da und versuchte, mir zu überlegen, was ich jetzt anfangen sollte. Es sah nämlich so aus, als ob ich überhaupt nie wieder etwas anfangen könnte. Ich dachte sehr lange nach, und dann fiel mir die Antwort ein. Ich stand auf und wiederholte sie noch einmal für mich: ,Wilhelm, schließe Freundschaft mit dem Unvermeidlichen.' Und das habe ich seither getan – Freundschaft geschlossen mit dem Unvermeidlichen."

Fertig werden mit dem Alltag Ich möchte Ihnen für den Weg, den Sie beschreiten sollen, noch ein weiteres Beispiel dafür mitgeben, wie man sich gegenüber dem ,Augenblick' verhalten soll, und wie nicht.

Vor einiger Zeit machte ich mit zwei Damen Weihnachtseinkäufe in Chicagoer Warenhäusern. Die beiden waren Zwillingsschwestern. Die eine hatte einen ständig kranken Mann zu Hause und einen Sohn an der Front im Fernen Osten. Die andere hatte keinerlei Grund zu Sorgen.

Die eine besaß die Kunst, sich über alles freuen zu können; das heißt, sie hatte das Geheimnis der inneren Ausgeglichenheit gelernt. Sie verstand jeden Augenblick des Tages zu genießen. Wenn wir ein Warenhaus betraten, besah sie voller Vergnügen die Festdekorationen und sagte immer wieder: „Ich mache zu gern Weihnachtseinkäufe; es ist so fröhlich in den Läden." Blieben wir an einem der Tische stehen, um nach einem bestimmten Gegenstand zu suchen, rief sie vergnügt: „Unglaublich, was die für eine großartige Auswahl von allem haben! Hier komme ich mir direkt wie eine Millionärin vor." Oder „Ach, darüber wird sich Charles ganz wahnsinnig freuen. Das paßt einfach großartig für ihn."

Wir aßen in dem Warenhausrestaurant zu Mittag. Beim Eintritt sagte sie: „Ich esse immer gern hier, es ist so ein hübscher, großer Raum, und die Küche ist hervorragend." Es schmeckte ihr alles, und beim Aufbruch bekam die Kellnerin ein anständiges Trinkgeld.

Ihre Schwester hätte keinerlei Grund gehabt, anders zu reagieren; nur ließ ihre gewohnheitsmäßige Einstellung das nicht zu. Als wir das Geschäft betraten, das genau gleiche Geschäft, sah sie entsetzt um sich: „Schau doch nur, wie voll es ist! Wie ich diese Weihnachtseinkäufe hasse!" An einem Verkaufstisch sagte sie etwa: „Das ist ja so viel, daß man überhaupt nicht mehr weiß, was man nehmen soll. Einfach zu viel! Was ich letztes Jahr für Robert besorgt hab', gefiel ihm überhaupt nicht, und ich weiß genau, das hier würde er auch nicht mögen. Und seht bloß die Preise! Die plündern einen ja aus – anders kann man es wirklich nicht mehr nennen!"

Im Warenhausrestaurant paßte ihr überhaupt nichts. Sie beschwerte sich über jeden Bissen, den die Kellnerin servierte, und wurde schließlich gereizt, weil die Kellnerin an ihr vorbeilangte. Sie machte dem Geschäftsführer eine Szene, die kein Ende zu nehmen schien. Sie verdarb sich das ganze Essen, und sie hätte es auch ihrer Schwester und mir verdorben, wenn wir sie nicht gekannt und bloß noch komisch genommen hätten.

Am anderen Tage war die nette Zwillingsschwester munter bei ihrer
gewohnten Arbeit; die alte Xanthippe hingegen lag mit einer Migräne
zu Bett, was ich ihr hätte voraussagen können. „Warum, zum Kuckuck,
muß ich immer dieses Kopfweh kriegen", grollte sie. „Ach Gott, ich bin
ja so krank!"

ZWÖLF REGELN, DIE IHR LEBEN ERLEICHTERN

Sie werden auf dem Weg zu Reife und seelischer Ausgewogenheit einen großen Schritt vorwärtskommen, wenn Sie sich eine ganz bestimmte Einstellung gegenüber den wichtigsten Bezirken des Lebens erwerben. Es sind dies Bezirke, die offensichtlich vielen Menschen beträchtlichen Kummer machen; Lebensbezirke, in denen die Menschen gern typisch unentwickelt reagieren und einer bedenklichen emotionalen Überbelastung zu erliegen drohen.

Es gibt einige Grundregeln, mit deren Hilfe sich jeder Mensch von gutem Willen auf diesen Gebieten eine Unmenge seelischer Überbelastung ersparen kann. Wir wollen uns diese Regeln einmal näher ansehen.

I.

Seien Sie empfänglich für die einfachen Dinge, die immer da und leicht zu beschaffen sind. Gewöhnen Sie sich ab, nur am Unüblichen Gefallen zu finden – eine Schwäche, der Menschen mit etwas mehr Geld oder höherer Bildung leicht verfallen.

Führen Sie ein einfaches Leben

Das Leben selbst bietet Ihnen seinen unendlichen Reichtum an, sobald Sie lernen, Ihre Freuden dort zu finden, wo sie offen vor Ihnen ausgebreitet liegen.

Es ist so leicht und einfach, das Leben zu genießen, wenn man sich am bloßen Anblick des blauen Himmels mit seinen ewig wechselnden Wolkenbildern freuen kann; das ist so schön, daß es einen jedesmal beglückt, wenn man sich nur die Zeit nimmt, aufzuschauen. Wie leicht läßt es sich leben, wenn die Maserung einer Türfüllung Ihre Bewunderung erregt, wenn Sie mit einem Stück Butterbrot zufrieden sind oder

es spannend finden, einer Katze zuzuschauen, die mit einem Woll-
knäuel spielt.

Die Welt ist voller Farben, voller Klang und Duft – Wunder, die in
jedem Augenblick unseres Lebens für jeden von uns da sind. Wenn Sie
sich das bewußt machen, werden auch Sie entdecken, daß Ihr Leben
reich an ständig greifbaren Freuden sein kann.

Einer der beispielhaftesten Menschen, den ich in diesem Zusammenhang nennen möchte, war der Biologe W. C. English. Ich lernte ihn
auf der Universität kennen; damals war er schon ein Sechziger. Er lebte
sehr einfach und brauchte nichts weiter als Augen um zu sehen, Ohren
um zu hören, eine Nase zum Riechen und Finger zum Fühlen.

Er brauchte kein Auto, um sich fortzubewegen. Er sah mehr, wenn
er zu Fuß ging. Und wenn er einen Kilometer gegangen war, hatte er
unendlich mehr Wunder gesehen als andere, die tausend Kilometer gefahren sind. Er kannte jede Pflanze, jeden Strauch, jeden Baum; er kannte
die Plätze, wo der rosa Frauenschuh wächst und wo man eine bestimmte
seltene Farn-Art findet. Er wußte, aus welchen Pflanzen die Indianer Nahrung, Farbe und Heilmittel gewannen. Er wußte auch, wie man sie zube-
reitet. Die Wenigen, die mit ihm eine Mahlzeit aus indianischen Wild-
gemüsen gegessen haben – an einem Feuer aus Eichenholz am Steilufer
des Wisconsin-Flusses – sind um ein seltenes Erlebnis reicher geworden.

Er kannte alle Insekten und wußte die erstaunlichsten Dinge über sie.
Durch eigene Beobachtung kannte er die Lebensgewohnheiten einiger
Arten, die außer ihm keinem anderen Menschen bekannt waren. Er
liebte die Vögel und konnte sie schon von weitem unterscheiden und
beim Namen nennen. Er kannte das Tal des Wisconsin wie kein zweiter;
er kannte die Welt, die sein Zuhause war, durch und durch. Des Nachts
lebte er mit den Sternen und den Geräuschen des Waldes. Er zeigte mir,
wie man Wild belauscht, wo man Dachse aufspüren und wie man den
Fuchs überlisten kann, so daß er seinen Bau verrät; wo die Klapper-
schlange haust und wie man sie packt. Er wußte in der Geologie Be-
scheid, in der Vorgeschichte und ihrer Tierwelt. Bei all dem war er
kein Pedant, sondern einfach ein liebenswürdiger Mann, der gern lachte,
den Hut im Nacken trug und mit leichten, weit ausgreifenden Schritten
umherstreifte, voll Freude an einer Welt, an der ihn alles interessierte.
Ich habe ihn einen ganzen Nachmittag damit zubringen sehen, eine
Spinne bei der Jagd zu beobachten.

Wenn er Geld brauchte, hielt er Vorträge oder schrieb Artikel. Aber er brauchte selten welches, denn er war reicher als Henry Ford und John D. Rockefeller zusammen. Er schüttelte lächelnd den Kopf, wenn er von anderer Leute Mißgeschicken hörte, und pflegte zu fragen, wie man nur so töricht sein und sich derart viel Kummer machen könne. Menschen, denen er begegnete, interessierten ihn genau wie Pflanzen und Vögel, und er hatte allen gegenüber die gleiche aufmerksame Art. Es war einer der seltenen Menschen, die von allen, die sie kennen, aufrichtig geliebt und geachtet werden. Seine Frau versicherte immer wieder, daß sie ihn von Jahr zu Jahr mehr liebe. Sie lebten sechzig Jahre zusammen.

Natürlich können wir nicht alle wie W. C. English werden und können auch nicht so leben wie er. Aber es kommt ja vor allem auf Folgendes an: wir sollten die Fähigkeit pflegen, unsere größten und ständigsten Freuden in den unscheinbaren Dingen zu finden, die immer um uns sind. Wenn man das kann, bekommt das Leben einen unerhörten Auftrieb, dessen Wert überhaupt nicht hoch genug eingeschätzt werden kann. Die Fähigkeit, sich dieser einfachen Dinge zu erfreuen, setzt allerdings eine sehr bescheidene Lebensführung voraus.

2.

Zu den unglücklichsten Geschöpfen dieser Erde gehören jene Menschen, welche die Vorstellung nicht loswerden, irgendwo wäre bei ihnen innerlich etwas Lebenswichtiges nicht in Ordnung und ihr Gesundheitszustand sei schwer angeschlagen. Sie fühlen sich unaufhörlich elend, weil sie immer auf einen Knacks in ihrem Motor horchen oder auf ein Knirschen im Differential lauern. Sie gehören zu einer erschreckend großen Organisation – dem ‚Jedem-Tag-sein-Symptom-Verein‘, dessen Mitglieder verpflichtet sind, schon beim Aufwachen zu überlegen: „Wo tut's denn heute weh?"

Nicht dauernd fragen: Wo tut es weh?

Leute mit ewigem Bauchweh sind arm dran und verdienen unser größtes Mitgefühl und unsere Hilfe. Zu ihrer Veranlagung sind sie aus folgenden Gründen gekommen:

1. Sie hatten Eltern, die an chronischem Leibweh litten; ihre unseligen Kinder bekamen dadurch die Vorstellung mit, daß unser Körper ein Höllenschlund voll Schmerzen und Fieber sei.

2. Sie haben Ärzte, die ihnen für ihre seelisch bedingte Krankheit eine organische Ersatz-Diagnose geben. Solche Ärzte sind entweder unerfahren oder denken mehr an ihr Honorar und ihre Zeit als an den Patienten.

3. Sie unterliegen dauernd folgendem interessanten physiologischen Vorgang: Wenn sich jemand von uns plötzlich fragt: „Wo tut's mir weh?", so kann er durch Selbstbeobachtung stets irgendeine schmerzende Stelle finden. (Ich habe darauf schon früher hingewiesen.) Die Bauchwehleute mit ihrer gewohnheitsmäßigen Selbstbeobachtung entdecken beständig solche Stellen und holen aus ihnen heraus, was herauszuholen ist. Denn um aus diesen unwesentlichen Schmerzen eine wirklich ernste Angelegenheit zu machen, braucht man nur seine Aufmerksamkeit darauf zu konzentrieren. Dann verzehnfachen sie sich schleunigst.

Sollten Sie einmal, Gott behüte, nichts Besseres zu tun haben, dann konzentrieren Sie eine Stunde lang Ihre Aufmerksamkeit auf das Gefühl, das in Ihrer Kehle sitzt. Am Ende dieser Stunde werden Sie begreifen, warum ein Mensch – wenn er erst einmal der Schreckensvorstellung, daß irgendetwas mit seiner Kehle nicht stimmt, nachgegeben hat – warum also ein solcher Mensch so sicher ist, daß seine Kehle zugeschwollen, entzündet, von Abszessen durchsetzt, krebsig, kurzum eine einzige Katastrophe ist – weit über alles hinaus, was die Ärzteschaft je zuvor erlebt hat. Jenen Blick höhnischer Verachtung muß man erlebt haben, der uns Ärzte trifft, wenn wir dem Kehlenforscher versichern, daß seine Kehle gar nicht krank ist!

Es gibt eine erschreckend große Zahl von Menschen, die, obwohl körperlich gesund, seelisch krank sind und sich infolgedessen in die Vorstellung verbissen haben, körperlich krank zu sein. Mehr noch: sie erwarten so wenig, jemals im Leben wieder zu gesunden, wie Sie und ich erwarten, wieder jung zu werden.

Unvernünftige Patienten Ich hatte beispielsweise eine Dame als Patientin, die fest an irgendeine geheimnisvolle Flüssigkeit glaubte, welche auf den verschiedensten Wegen in ihren Unterleib sickerte. Sie hatte schon drei größere Operationen hinter sich. Tatsächlich hatte sie ein kleines Gebärmutter-Myom, das aber ohne jede Bedeutung war. Ein operationsfreudiger Arzt hatte ihr gesagt, daß das Myom der Grund ihrer Beschwerden sei und entfernt werden müsse. Ich meinerseits glaubte auf dem besten

Wege zu sein, ihr ihre Ängste ausreden und ihre kleinen Beschwerden erklären zu können. Doch kehrte sie plötzlich in einem Augenblick des Zweifels zu ihrem ursprünglichen Berater, dem operationsfreudigen Herrn, zurück.

Er operierte und teilte ihr danach beruhigend mit, daß er nicht nur die böse Gebärmutter, sondern großzügigerweise auch die Eierstöcke herausgenommen hätte, die ihr also niemals wieder Beschwerden machen könnten. Die Patientin fühlte sich wohl und war zwei Monate lang recht vergnügt. Danach begann eine neue Reihe von Klagen.

Ihr Gedankengang war dabei etwa folgender: „Wenn meine früheren Beschwerden durch irgendwas verursacht worden sind, was entfernt werden mußte, dann wird jetzt wieder irgendein Organ der Grund für meine Schmerzen sein."

Eine vernünftige Behandlung ist jetzt noch schwerer geworden als zuvor. Ich versuche es von neuem, fürchte aber, daß die Vorstellung, ein erkranktes Organ zu besitzen und nie wieder gesund zu werden, bei ihr zur fixen Idee geworden ist. Sie ist eben einfach darauf eingestellt, nie mehr gesund zu sein. Sie ist ein gefundenes Fressen für den nächsten Arzt, der zu einer Operation rät.

Aber es ist nicht immer die Schuld des Arztes. Josefine war eine hübsche, unverheiratete Frau, die ihr Leben der Sorge um Vater und Mutter opferte. Alle Pläne, die sie einmal für sich selbst gemacht hatte, waren still beiseite gelegt worden. Von außen gesehen machte sie einen recht vergnügten Eindruck; aber im tiefsten Grund rebellierte sie heimlich gegen ihr Geschick.

Sie hatte ein Magengeschwür, auf das sie all ihre Klagen konzentrierte. Ihr und ihrer Eltern Gejammer wurde so ermüdend, daß der Arzt in eine Operation des Ulcus einwilligte. Jetzt, nach mehreren Jahren, sind die Beschwerden im Leib genau so schlimm wie früher; nur dieses Mal ohne Ulcus. Der Arzt war buchstäblich zur Operation gezwungen worden. Er wußte genau, daß er das Magengeschwür entfernen konnte, aber er wußte auch, daß die Situation selbst, aus der auch nach der Operation neue Leibbeschwerden entstehen würden, nicht operabel war.

Nie zuvor sind die Menschen mit soviel Berichten über Krankheiten bombardiert worden wie heute. Unentwegt werden irgendwelche Krankheitssymptome aufgezählt, um irgendein Heilmittel anzupreisen, das nicht einmal die wirklich Kranken brauchen. Jedermann mit entsprechender geistiger Bereitschaft kann an sich die notwendigen Symptome konstatieren und eine Flasche von dem Zeug kaufen, dessen Heilkraft so verlockend angepriesen wird. Tageszeitungen und Magazine posaunen irgendeine Krankheit aus und erklären dabei so viele ganz normale Empfindungen als symptomatisch für diese Krankheit, daß jedermann sich einbilden kann, er habe sie bereits oder werde sie demnächst bekommen. Niemals zuvor in der Geschichte wurde die Öffentlichkeit so vertraut mit Krankheiten gemacht, die nun einmal unser Erbteil sind, und nie zuvor auch wurde ihr so viel Angst davor eingeflößt. Eben dadurch wurde der Anfälligkeit für seelisch bedingte Krankheiten ein bedenklich breiter Weg gebahnt.

Durch falsche Emotionen kann man gewisse Symptome bekommen. Solange man ihnen keine Aufmerksamkeit schenkt, entweder weil man ihre Natur ohnehin kennt oder weil man an Wichtigeres zu denken hat, ist die Sache ungefährlich. Aber in dem Augenblick, wo der Betreffende anfängt, Angst zu bekommen und sich über die Symptome, die er fühlt, aufregt, wird er wirklich elend – und ist der seelisch bedingten Krankheit auch schon ausgeliefert.

Einer meiner Patienten bekleidete eine führende Stellung in einem Konzern. Er arbeitete unter ständigem Druck und trug große Verantwortung. Wenn er zur Arbeit ging, fühlte er öfters eine Beengung in der Brust, aber da es nicht wirklich unangenehm und er vor allem intensiv auf seine Arbeit eingestellt war, gab er nicht weiter darauf acht, sondern ging seiner täglichen Wege.

Bei einer der üblichen ärztlichen Untersuchungen durch den Arzt des Konzerns erwähnte er dieses Gefühl der Beengung. Der Arzt hielt eine frühzeitige Erkrankung der Herzkranzgefäße nicht für ausgeschlossen. Von diesem Augenblick an war es aus mit dem armen Kerl; er dachte unausgesetzt an sein Herz und wurde völlig verstört, sobald das Beengungsgefühl auftrat. Er wurde arbeitsunfähig und war ein Jahr lang ein totaler Invalide. Es bedurfte zahlreicher Untersuchungen durch die besten Herzspezialisten des Landes und einer sehr eingehenden Beruhigungstherapie, um den Mann wieder an die Arbeit zu bekommen. Endlich war er wieder so weit, die Beengung als das zu bewerten, was sie wirklich war: ein Niederschlag der Quälerei, Sorge, Angst und Rastlosigkeit, die zu seiner Stellung gehörten.

Sie können auf folgende Weise für Ihre Gesundheit sorgen: Lassen
Sie sich jedes Jahr einmal von einem vernünftigen Arzt gründlich untersuchen, um sicher zu sein, daß Sie gesund oder doch so gut wie gesund
sind. Zwischen den jährlichen Untersuchungen *glauben* Sie, daß Sie
gesund *sind*. Wenn irgendetwas geschieht, das in Ihrer Vorstellung
Zweifel an Ihrer Gesundheit erweckt, dann gehen Sie zum gleichen
Arzt. Wenn Ihre Angst sich als grundlos erweist (was die meisten Ängste
tun), dann kümmern Sie sich nicht weiter darum. Es ist doch so viel er-
freulicher zu wissen, daß man gesund ist, als zu glauben, es müsse trotz
allem, was der Arzt sagt, irgendetwas in Unordnung sein! Wir haben
ja bereits im ersten Teil gesehen, wie die ständige krankhafte Furcht,
es sei irgendetwas in Unordnung, schließlich zu einer seelisch bedingten
Krankheit führt.

3.

Mutmaßlich müssen Sie, wie die meisten von uns, für Ihren Lebensunterhalt arbeiten. Wie bei jeder anderen Notwendigkeit im Leben ist
es besser, ihr Sympathie entgegen zu bringen und sich dadurch den Kummer zu ersparen, der beim Gegenteil, der Antipathie, auftritt.

Lieben Sie
Ihre Arbeit!

Jemand, der überzeugt ist, daß er seine Arbeit nicht mag, erlebt
während des Arbeitens eine eintönige Wiederholung von Unlustgefühlen und ist auf dem besten Weg zu einer seelisch bedingten Krankheit.
Ich pflege Menschen, die ihre Arbeit nicht leiden können, den Vorschlag zu machen, sie sollten sich doch eine Stellung suchen, die ihnen
besser gefiele. Aber meist stelle ich fest, daß diese Menschen die zweite
Beschäftigung auch nicht besser leiden können als die erste. Die Wurzel
des Übels ist, daß sie regelmäßige Arbeit überhaupt nicht leiden
können.

Es ist ganz offensichtlich, daß jeder, der Arbeit nicht liebt, während
des Arbeitens eine Reihe höchst unangenehmer Gemütserregungen erlebt. Wie es bei dieser Art Menschen üblich ist, finden sie von Zeit zu
Zeit immer wieder eine Entschuldigung, um überhaupt nicht zu arbeiten. Danach aber bringt der wirtschaftliche Druck, der die Folge des
mangelnden Einkommens ist, eine noch schrecklichere Folge von Gemütserregungen hervor.

Bummeln macht nicht glücklich   Jahrhundertelang hat jede Generation mehr oder minder an den Mythos geglaubt, daß der verbummelte Nichtstuer ein glücklicher Mensch sei. Der fröhliche Faulpelz ist oberster Gegenstand des Neides für das arme Volk, das sich für seinen Lebensunterhalt abschindet; tatsächlich ist von jeher viel mehr über ihn geredet worden als über die meisten andern menschlichen Wesen, und weitaus mehr, als er verdient. Nichtsdestoweniger ist der fröhliche Faulpelz eine ganz entschiedene Ausnahme von der Regel. In der Regel nämlich sind die meisten Bummelanten elend dran. Ich selbst kenne fünfundzwanzig faule Bummler persönlich, von denen nur einer ungewöhnlich sorglos und vergnügt ist. Zufällig ist es ein sehr energischer Mann; aber er ist nur auf unproduktiven Gebieten energisch.

Wenn Sie also nicht entweder im Gefängnis oder bei der Fürsorge enden wollen, dann reden Sie sich besser ein, daß Sie Ihre Arbeit lieben. Abneigung gegen Arbeit bringt so oder so nur Unlustgefühle mit sich.

Zugegeben, jeder von uns besitzt, je nach Temperament und Charakter, seine ihm eigentümlichen Zu- und Abneigungen; aber vergessen Sie nicht, daß nur ein kleiner Teil davon Veranlagung ist, während der Rest uns erst im Laufe unseres Lebens anerzogen oder eingeredet worden ist. Deshalb wird es Ihnen auch nicht schwer fallen, sich selbst einmal zu suggerieren, daß Sie Ihre Arbeit lieben, besonders wenn Sie noch jung sind und noch nicht in zu festgefahrenen Ansichten leben. Je stärker und häufiger die Suggestion, um so besser kommt sie an. Nach kurzer Praxis können Sie morgens aufstehen, die Arme ausstrecken und rufen: „Komm her, Arbeit! Nur herbei mit dir!"

Junge Menschen in der Schule oder im College sind oft ratlos, ja sogar verzweifelt, weil sie nicht wissen, zu was für einen Beruf sie sich entschließen sollen oder für welchen sie sich am meisten eignen. In Wirklichkeit ist die Wahl aber gar nicht so wichtig. Jeder Mensch kann eine ganze Anzahl von Dingen gleichermaßen gut tun! Manche Menschen können tatsächlich in jedem Beruf Erfolg haben. Das Wichtigste ist, daß der Betreffende arbeiten *will*. Mit dieser einen Eigenschaft wird er ein guter Arzt sein oder ein guter Klempner oder ein guter Lehrer. Ohne sie jedoch würde er bei keiner Art von Arbeit etwas taugen. Noch mehr: er wird sich selbst seelisch vergiften.

Wenn jemand gern arbeitet und die einfache Freude gelernt hat, etwas ordentlich zu tun, wenn er stolz darauf ist, etwas von Wert für die Allgemeinheit zustande zu bringen, dann wird er während seiner Arbeitszeit von positiven Gefühlen erfüllt sein und auch sein Arbeitgeber wird das spüren.

Ein Mensch, der mehr als genug Arbeit hat und gerne arbeitet, wird selten von seelisch bedingter Krankheit befallen. Er hat keine Zeit zum ‚Nachdenken‘. ‚Nachdenken‘ in diesem Sinne bedeutet meist: sich in Gedanken mit seinen Sorgen herumschlagen. Ich habe einmal früher in diesem Buch erwähnt, daß die Bauernfrauen, die acht oder neun Kinder haben, in unserer Gemeinde die Schicht mit den wenigsten seelisch bedingten Krankheiten darstellen. Neben ihren häuslichen und Familienpflichten arbeiten sie noch auf dem Feld. Sie haben keine Zeit zum ‚Nachdenken‘ oder zum Krankwerden. Wie einmal ein Patient, der zu wenig zu tun hatte, es ausdrückte: „Mir geht's gut, so lange, bis ich anfange nachzudenken."

Arbeit ist eine Therapie. Liebe zur Arbeit ist ein wunderbares Vorbeugungsmittel gegen seelisch bedingte Krankheiten.

4.

Aber um glücklich zu leben, braucht man neben seiner Arbeit unbedingt auch noch andere Interessen, die fesselnd und schöpferisch zugleich sind. Es gibt da zwei grundlegende Lebensnotwendigkeiten: neue Erlebnisse und schöpferische Bemühung. Ein richtiges Hobby dient beiden. *Das Hobby*

Ohne Hobby wird die Freizeit einfach langweilig. Es besteht die Gefahr, daß wir sie mißbrauchen, um dauernd über unsere Sorgen nachzugrübeln.

Es gibt unzählige interessante und schöpferische Hobbies; ich brauche sie nicht alle aufzuzählen. Im ganzen möchte ich sagen, daß ein schöpferisches Hobby mehr befriedigt als ein Sammel-Hobby. Aber auch dieses ist nicht so übel.

Ich erinnere mich einer Patientin, einer Dame von Anfang siebzig, die seit vierzig Jahren ununterbrochen einen Monolog darüber deklamierte, wie weh ihr der Leib täte. Stundenlang konnte sie erbarmungswürdige Geschichten von ihren Besuchen bei den berühmtesten Ärzten des Landes erzählen: was der eine getan, der andere gesagt und was jeder einzelne versucht habe, und wie ihr kranker Leib jedesmal siegreich aus der Behandlung hervorgegangen sei und ohne Besserung, ja oft sogar schlimmer als zuvor, weitergelitten habe. Bei jeder Wiederholung gab es neue Einzelheiten und Ausschmückungen. Aber selbst diese wurden mit der Zeit alt und verbraucht; wenigstens in der Wirkung auf die engere Familie, die des Monologs allmählich müde wurde und sich vielleicht auch durch das Weiterleben und die immer wieder neuen Berichte der Erzählerin langsam erschöpft fühlte. Ihre Kinder gingen ihr aus dem Weg und damit auch ihren bis zum Erbrechen wiederholten Erzählungen. Für die Mutter war indessen diese Entfremdung einfach ein weiteres Kapitel ihres betrüblichen Lebensromans.

Bei einem meiner Besuche, als ich wieder einmal, wie schon so oft, ihre ausführliche Geschichte über mich ergehen lassen mußte, gelang es mir, sie mit einer Frage zu unterbrechen: „Warum schaffen Sie sich eigentlich kein Hobby an?"

Sie antwortete gar nicht – sie vertiefte sich weiter in ihren querliegenden Dickdarm und alles darin beschlossen liegende Unglück. Aber zu meiner Überraschung rief sie mich zwei Wochen später an und sagte: „Ich habe mir ein Hobby zugelegt."

„Fein", antwortete ich. „Was ist es denn?"

„Knöpfe sammeln", teilte sie mir mit.

Meine unmittelbare Reaktion war: „Ach du liebes bißchen – Knöpfe sammeln!" Aber seitdem beobachte ich ihre Knopfsammelei und glaube beinahe, daß ich eines Tages noch selbst damit anfangen werde. Es hat der Gedärme-Dame außerordentlich gut getan. Es hat sie geradezu zu einem liebenswerten Menschen gemacht.

Wenn sie jetzt von einem bestimmten Knopf hört, pflegt sie auf die Suche zu gehen – manchmal kann die Suche viele Tage dauern – und wenn sie den Knopf gefunden hat, befestigt sie ihn auf einer Karte mit gleichen Knöpfen und die Karte ihrerseits an der Wohnzimmerwand. Es macht ihr jetzt viel mehr Spaß, Geschichten von ihren Knöpfen zu erzählen, als von ihren jämmerlichen Eingeweiden. Die Familie findet sich allmählich wieder ein und interessiert sich gleichfalls für die Knöpfe.

Eines Tages fuhr die alte Dame nach Madison, um den Gouverneur von Wisconsin – damals Gouverneur Goodland – zu besuchen. Er war 84 Jahre und sie 74. Nachdem man sie zu ihm geführt hatte, sagte sie: „Herr Gouverneur, ich bin zu Ihnen gekommen, um Sie um einen

Knopf von ihrer Weste zu bitten. Ich möchte ihn gern für meine Knopf-
sammlung haben."

„Mit dem größten Vergnügen", antwortete der Gouverneur. „Aber
leider habe ich nichts hier, um einen Knopf damit abzuschneiden."

Diese Schwierigkeit hatte unsere Freundin vorausgesehen. Sie holte
prompt eine Schere aus ihrer Handtasche und überreichte sie dem
Gouverneur. Der brave Mann schnitt sämtliche Knöpfe seiner Weste
und dann auch seines Rockes ab. Dann überreichte er sie der Dame und
sagte: „Hier haben Sie sie, Madame. Ich würde Ihnen gern auch noch
die andern geben, aber ich muß ja irgendwie nach Hause kommen."

5.

Wenden wir uns jetzt dem Thema ‚Unzufriedenheit‘ zu. Jede Un- Die Kunst,
zufrieden
zu sein
zufriedenheit ist sinnlos, wenn eine Situation nicht zu ändern ist. Trotz-
dem gibt es Leute, die sich über das Wetter aufregen und genügend
ähnliche Gründe finden, um sich darüber zu ärgern. Das Leben in
dauernder Unzufriedenheit kommt jedoch gleich nach der Hölle, und
seine Tragik liegt darin, daß aller aus dieser Unzufriedenheit resultie-
rende Ärger völlig nutzlos und überflüssig ist.

Sie erinnern sich doch an die Zwillingsschwestern, mit denen ich
Weihnachtseinkäufe machte. Die eine fand es genau so leicht (und viel
vergnüglicher!), mit allem zufrieden zu sein, wie ihre Schwester es für
notwendig erachtete, mit den gleichen Dingen unzufrieden zu sein.

Die Gewohnheit, unzufrieden zu sein, bildet sich bereits ganz unschuldig bei Kindern aus, deren Eltern – oder einer der Elternteile –
dauernd an jedem Menschen und an jedem Ding zu mäkeln haben.

Andere kommen auf andere Weise zu gewohnheitsmäßiger Unzufriedenheit. Albert war ein ungeschickter und ‚sonderbarer‘ Junge. Die
anderen Kinder in ihrer Grausamkeit fanden es herrlich, ihn als Sünden-
bock zu gebrauchen. Allmählich brachte Albert jedem Menschen nur
Mißtrauen und Abneigung entgegen. Dinge, die andere Leute gern
hatten oder die ihnen wichtig waren, mochte er überhaupt nicht. Heute
ist er so weit, daß er mit allem und jedem unzufrieden ist, sich selbst
natürlich ausgenommen; denn sich selbst und alles, was er tut und denkt,
verteidigt er unbewußt.

Andere wieder werden chronisch unzufrieden, weil eine Reihe von Schicksalsschlägen sie in jeder Hinsicht verbittert hat und sie nicht von Natur aus die Kraft besitzen, sich darüber zu erheben. Diese Art von Unzufriedenheit findet sich vor allem bei Männern oder Frauen, die den falschen Ehepartner erwischt haben und nun mit ihm leben müssen. Das geschieht bei vielen Menschen in einer so tragischen Weise, daß es der Gattung homo sapiens wirklich zur Ehre gereicht, wenn es in diesen Ehen so verhältnismäßig wenig Mord und Totschlag gibt. Mein Freund Henry verriet mir eines Tages das Geheimnis seiner loyalen Partnerschaft, und Henry mußte es wissen, denn er war unwiderruflich an das zitronensauerste Frauenzimmer gekettet, das ich je gesehen habe. Nun, das Geheimnis von Henry bestand darin, sorgsam eine Neigung für ‚Zitronensäure' zu entwickeln und zu pflegen.

Wenn ich jemals genug Geld habe, um ein Denkmal zu errichten, dann wird es ein Denkmal für Henry sein. Dreiunddreißig entsetzliche Jahre lang war er einer fürchterlichen Zuchtrute preisgegeben; während er sein Kreuz auf sich nahm, blieb er freundlich, warmherzig, mit einer ungewöhnlich positiven Einstellung der Welt und den Menschen gegenüber. Ich hoffe wirklich, daß ich eines Tages das Denkmal errichten kann, das Henry und seinesgleichen zum Preise dient.

Klassisches Beispiel der Unzufriedenheit

Eine meiner jungen Patientinnen mußte mit einer seelisch bedingten Krankheit ins Krankenhaus eingewiesen werden. Es war schwer, ihr zu helfen, da sie mit allem und jedem in ihrem Leben absolut unzufrieden war. Sie hatte eine gute Ausbildung genossen und bei Ausbruch des Zweiten Weltkriegs eine ausgezeichnete Stellung als Sekretärin in Washington, D. C., gefunden, in einem Büro, in welchem ein gewisser hübscher junger Armee-Hauptmann ein- und auszugehen pflegte.

Aus eins plus eins wird vier – ich meine erst einmal zwei. Sie heirateten und bekamen zwei Kinder, damals, als der Krieg vorbei war, das heißt vorbei für jeden, außer für Ellen. Sie lebte nämlich infolge des auch bei uns damals üblichen Wohnungsmangels in einem Wohnwagen* und zog ihre Kinder in diesem Wohnwagen groß. Bald waren es drei.

---

* *In den Vereinigten Staaten gibt es Wohnwagen-Siedlungen, die nichts mit Camping zu tun haben, sondern dauernd von Familien bewohnt werden, die in der Stadt keine erschwingliche Wohnung finden. Anm. d. Übers.*

Als ich das erste Mal zu ihr gerufen wurde, lag sie im Bett, am einen Ende des Wohnwagens, und der Hauptmann stand händeringend am anderen. Sie erklärte mir in keineswegs mißverständlichen Ausdrücken und mit einer Stimme, bei deren Klang das Blut aus dem Gesicht des Hauptmanns entwich, daß sie Haushaltführen *überhaupt* nicht leiden könne, und sie wolle nicht in einem *Wohnwagen* leben oder ihren Haushalt in einem *Wohnwagen* führen, und ihre Kinder in einem *Wohnwagen* aufzuziehen sei einfach entsetzlich! Und (das sagte sie nicht, aber sie ließ es durchblicken) sie war nicht so sicher, ob sie ihren Mann in einem *Wohnwagen* liebte – und ganz bestimmt wünschte sie von Herzen, daß sie bei ihrer Sekretariatsarbeit in Washington geblieben wäre!

Ich entnahm aus anderen Bemerkungen, daß sie von ihrem Arzt enttäuscht war, weil es ihm nicht gelang, sie von Übelkeit und Schwindel zu befreien. Sie war sehr angetan von dem Gedanken, ins Krankenhaus zu gehen, einfach weil sie dadurch aus dem Wohnwagen herauskam. Ohne eine Diagnose zu stellen, ordnete ich im Krankenhaus an (über Vorschläge waren wir hinaus), daß sie sich aus der Bibliothek die vier dort vorhandenen Pollyanna-Bücher* kommen lassen solle.

Nun mögen viele Leute diese Bücher töricht finden. Aber das sind meist Leute, die sich auf Grund ihrer schlechten Veranlagung in der Defensive befinden und das halb und halb auch wissen. Jedenfalls las die junge Frau die Bücher. Ich sagte gar nichts. Im Augenblick genoß sie es, im Krankenhaus zu sein.

Eines Morgens stellte sie selbst die Diagnose. Ich hatte gewußt, daß sie gescheit genug dazu war. Sie sagte: „Ich habe nachgedacht oder es doch wenigstens versucht. Großer Gott, was bin ich für eine Gans. Ich war unzufrieden wegen des Haushaltes. Ich war unzufrieden, weil ich die Kinder im Wohnwagen großziehen muß. Ich war unzufrieden mit meinem Mann, weil er mir nichts Besseres bieten kann. Ich war unzufrieden, weil ich nicht mehr Sekretärin in einer guten Stellung bin. – Also, ich habe nachgedacht, Herr Doktor – ich bin wirklich eine dumme Gans! Ich kann's ja nicht ändern, daß wir in einem Wohnwagen leben müssen, wenigstens nicht gleich. Sie und Pollyanna haben gesiegt; warum mache ich mich eigentlich so unglücklich? Ich weiß jetzt die

---

* *Die 1904 geborene amerikanische Schriftstellerin Elizabeth Borton hat eine Reihe von Büchern (Pollyannas Schloß in Mexiko, Pollyannas Tor zum Glück usw.) geschrieben, deren optimistische Lebensweisheit große Wirkung hat. Anm. d. Übers.*

Antwort: der Haushalt im Wohnwagen ist doch ganz erträglich und hat gar nichts Erniedrigendes an sich. Wenn uns der Blick aus unserem Wohnzimmerfenster nicht gefällt, können wir mit dem Wagen weiterfahren, bis wir eine schönere Aussicht haben. Und was die Kinder angeht, so haben sie doch vom Wohnwagen aus einen großartigen Auslauf, wie sie ihn in der Stadt niemals hätten. Ich werde jetzt alles so gut wie möglich machen, und dann werde ich anfangen mit einem Plan für ein kleines Haus, wie wir es später einmal haben möchten. Und das gebe ich bestimmt auch nicht mehr für die beste Sekretärinnenstellung der Welt auf.«

Sehen Sie, sie hatte den ganz einfachen Gedanken, daß es leichter und viel gesünder ist, zufrieden zu sein als unzufrieden. Sie hat alle Pollyanna-Bücher gelesen – ich glaube, es gibt annähernd sechzehn. Sie erlernte die Kunst, zufrieden zu sein, sehr schnell. Sie dachte sich dafür ihre eigenen kleinen geistigen Tricks aus und amüsierte sich herrlich dabei. Es dauerte nicht lange, und sie war völlig gesund.

Wie gesagt hatte sie eine ordentliche Portion von gesundem Menschenverstand. Bald fand sie wirklich ihr Glück in ihrer Familie. Schließlich zogen sie in das Haus, von dem sie und ihr Mann geträumt hatten. Ich besuche sie gern und überzeuge mich immer wieder, wie froh und liebenswürdig eine Familie sein kann, wenn sie erst einmal die Notwendigkeit dieser Art von Lebenseinstellung begriffen hat.

Man muß sich, was Zufriedenheit und Unzufriedenheit angeht, an zwei Dinge erinnern:

Erstens ist es ebenso leicht (nur viel angenehmer!), im täglichen Lauf der Dinge Quellen der Zufriedenheit anstatt der Unzufriedenheit zu finden. Nichts braucht man dazu als den *Willen*, zufrieden zu sein. Ein vernünftiger Mensch weiß, daß das Leben aus einer Folge jämmerlicher Enttäuschungen besteht, sobald man sich selbst das Gefühl der Enttäuschung gestattet; aber daß es ebensogut ein Zustand von Zufriedenheit sein kann, wenn man nur wirklich entschlossen ist, zufrieden zu sein. Der Jammer ist da, wo man ihn selbst hervorbringt.

Zweitens gibt es noch ein anderes Mittel, um die Unzufriedenheit zu bannen: man muß es aufgeben, etwas durchaus haben zu wollen – einmal dies, einmal das. Damit kommen wir auf unseren ersten Grundsatz zurück, der Freude an den einfachen, leicht erhältlichen Dingen des Lebens.

Ich kannte einen Mann in bescheidenen Verhältnissen mit einer großen Familie, der sich selbst unglücklich machte durch den dauernden
Wunsch nach Sachen, die er sich nicht leisten konnte. Zuerst sehnte
er sich nach einem teuren Fotoapparat. Das brachte ihn in einen solchen
Zustand von Gereiztheit, daß er sich schließlich den Apparat kaufte,
obgleich er ihn sich wirklich kaum leisten konnte (und seine Familie
konnte es noch weniger). Als er den hatte, juckte es ihn nach einer
elektrischen Säge; er konnte kaum etwas anderes denken, bis er sie
glücklich besaß. Als nächstes mußte er einen Drillbohrer haben. Und
so ging es munter weiter. Nie war er zufrieden mit dem, was er hatte,
sondern bildete sich ein, daß er noch mehr brauche. Mittlerweile man-
gelte es seiner Familie an vielem, was sie wirklich nötig gehabt hätte.

Der Mann hätte mit größter Leichtigkeit Freude an Dingen finden
können, die weniger schwer für ihn zu haben waren. Natürlich spielten
die Mängel seiner Erziehung dabei eine Rolle; niemand hatte ihm gezeigt, wie man auch ohne große Geldausgaben Freude finden kann. Ein
bißchen Anleitung hätte ihn aufnahmefähig für die Schönheiten gemacht, die uns von allen Seiten umgeben. Hätte er einen Dollar für ein
Exemplar von Gilbert Whites ‚Naturgeschichte von Selbourne‘ ausgegeben, dann würde er erkannt haben, daß ein einfacher Spaziergang
mehr Freude in sich schließt als ein ganzes Haus voll moderner Appa-
raturen.

Wenn wir nur die Kunst des Zufriedenseins erlernen, dann haben
wir ein großes Stück auf dem Wege zum Glück, zur Tüchtigkeit und zu
einem reichen und lohnenden Leben zurückgelegt.

6.

In einer Welt, in der wir Tür an Tür mit unserm Nachbarn leben, in
überfüllten Straßenbahnen zu unfreiwilliger Tuchfühlung mit unseren
Mitmenschen gezwungen werden und dicht an dicht die Landstraßen
entlang fahren, wäre es ein schweres Hindernis für unsere seelische
Ausgeglichenheit, wenn wir der Gattung Mensch und den Individuen,
aus denen sie besteht, mit Abneigung gegenüberstünden. Sich mit seinen Mitmenschen in die Haare zu kriegen, ist weitaus schlimmer, als
wenn einem Fledermäuse hineinkämen. Es gibt nämlich viel mehr Menschen als Fledermäuse.

*Liebe die
Menschen
– hilf der
Sache der
Allgemeinheit*

Es ist überraschend, wie oft gerade Menschen mit seelisch bedingten Krankheiten praktisch gegen jedermann eine Abneigung haben: angefangen beim Bundespräsidenten, den sie nie kennengelernt haben, bis zu ihrem Flurnachbarn, von dem sie wünschen, sie hätten ihn niemals kennengelernt! Über keine Menschenseele sagen sie etwas Gutes; jeden machen sie herunter. Ihre Unreife hat sie wie in einer Muschel eingekapselt. Dennoch müssen sie ja in der Welt der Menschen leben. Ihre Zusammenarbeit mit der Allgemeinheit besteht aber nur darin, das herauszuschlagen, war *sie* von ihr für sich beanspruchen.

Einer meiner Patienten war zum Direktor einer Fabrik mit sechstausend Arbeitern aufgestiegen. Er war krank. Seine Krankheit hatte mit einem Schwächezustand angefangen, der mit Zittern, Schwindel und Erbrechen verbunden war. Ihm wurde übel, sobald er sein Büro betrat, das er mit dem stellvertretenden Leiter des Unternehmens teilte. Die Anfälle kamen häufiger und häufiger, und nach kurzer Zeit hatte er sie sogar zu Hause, sobald er auch nur an sein Büro dachte. Natürlich verlor er an Gewicht, und sowohl er wie seine Frau waren völlig sicher, daß er Krebs hatte und seine Tage gezählt seien.

Die Wurzel des Übels war, daß er den stellvertretenden Leiter, der mit ihm im gleichen Büro saß, nicht leiden konnte. ,,Ich habe ihn von Anfang an nicht gemocht. Ich mag die Art nicht, wie er sich das Haar kämmt. Ich kann nicht hören, wie er durch die Zähne pfeift, und seine Gewohnheit, jeden Satz mit ,Hören Sie mal' anzufangen und am Schluß ,wissen Sie' zu sagen, geht mir auf die Nerven."

Als ich weiter fragte, erfuhr ich, daß er überhaupt niemals jemanden hatte leiden können. Er hatte weder Vater noch Mutter, weder Brüder noch Schwestern gemocht. Er konnte nicht behaupten, daß er sich etwas aus seiner Frau mache. Kurzum, er war ein Mensch ohne jede Neigung zu anderen.

Es war eine große Überraschung für ihn, daß er von seiner Krankheit genas, sobald er sich die Mühe machte, liebenswerte Züge an seinem Kollegen herauszufinden, sich selbst einzugestehen, daß der Mann doch auch recht gute Eigenschaften besaß, und es schließlich über sich brachte, ihn hier und da zu einem Glas Bier einzuladen.

Die Ärgernisse der meisten Menschen sind ein Ausdruck ihrer Abneigung gegen andere. Ich bat einen meiner Patienten, eine Liste seiner

Abneigungen und der Dinge, über die er sich ärgerte, niederzuschreiben; es gab offensichtlich eine Menge davon. Tatsächlich füllte er zwei Seiten eines Blattes von Schreibmaschinenformat damit aus.

Die erste Abneigung hieß: „Ich kann niemanden vertragen, der Kaugummi kaut. Ich knirsche einfach mit den Zähnen, wenn ich das sehe." Abneigung Nummer 2 hieß: „Wenn meine Frau im Schaukelstuhl schaukelt. Ich möchte am liebsten die Wände hochgehen und schreien, wenn sie das tut." Abneigung Nummer 3: „Wenn meine Tochter Klavier spielt." Und so weiter und so weiter. Sie können sich vorstellen, was die Familie unter ihm zu leiden hatte.

Solche Abneigungen sind nichts als Hemmungen, die typisch für das Kindesalter und seine selbstsüchtige, ichbezogene Einstellung sind. Menschen dieser Art bleiben so eingeschlossen in ihrem Schneckenhaus, daß sie entweder überhaupt niemals Freunde gewinnen oder sie schon gleich zu Beginn der Freundschaft wieder fallen lassen. Das machen sie dann aber nicht etwa sich selbst zum Vorwurf, sondern den anderen, von denen sie behaupten, sie seien zur Freundschaft unfähig. Wenn sie dann isoliert sind, bemitleiden sie sich selbst und fühlen sich verfolgt. Sie werden hypochondrisch und entwickeln tiefsitzende Minderwertigkeitskomplexe. Jeder Mensch irritiert sie – sie führen ein höchst unerfreuliches Leben.

Es gehört aber zu den besten Dingen unseres Lebens, daß man Menschen gern mag. Jeder von uns ist heute nur noch als Individuum innerhalb der Gemeinschaft denkbar, und es ist ohne Zweifel eines der wichtigsten Elemente der Reife, daß wir bewußt die gemeinsame Sache der Menschheit zu der unseren machen, uns als einen Teil der Gemeinschaft empfinden und uns selbst als ein ,Gemeinschafts-Individuum' betrachten.

7.

Es gibt Leute, von denen man noch nie etwas anderes als Mißtöne vernommen hat. Ein solcher Ton verdirbt jeden Augenblick, und wenn der Mißton überhaupt nicht abreißt, wird der ganze Tag sinnlos und bedrückend. Manche Menschen – ganz gleich aus welchen Schichten – kommen überhaupt nicht davon los. Sie bilden sich ein, sie müßten attackieren, also attackieren sie: den Staat, die Untergebenen, den Chef, den Kohlenhändler und die Nachbarn.

Sprich freundlich mit jedermann

Im ganzen Leben gibt es aber kaum einen Augenblick, in welchem man nicht durch ein bißchen Humor und freundliches Entgegenkommen mehr Vorteil hätte als durch niedriges Übervorteilen und rücksichtsloses Vorprellen. Ich kenne führende Männer, die trotz ihres furchtbaren Arbeitsdruckes stets liebenswürdig sind. Das sind die Männer, die vorwärts kommen – und nicht ins Hospital.

Auf der anderen Seite steht die reich assortierte Klasse der rücksichtslosen Großverdiener. Sie kennen keine andere Methode des Umgangs, als jedermann anzuschreien und sich damit ebenso unbeliebt wie lächerlich zu machen. Sie brauchen, geschätzter Leser, diesen Typ des Großverdieners, der sich wie ein wütender Stier benimmt, wirklich nicht zu beneiden. Seien Sie sicher, er fühlt sich in seiner Haut genau so scheußlich, wie es aus ihm heraustönt. Wenn er die steile Leiter des Erfolgs emporklimmt, ist ihm auf der obersten Stufe noch ebenso jämmerlich zumute wie auf der untersten. Der Unterschied besteht nur darin, daß ihm auf der obersten Stufe vor seiner eigenen Bedeutung schwindlig wird. Damit beginnt ein neuer Ausbruch unentwickelter Emotionen, der dann ihm selbst und seiner Umgebung auf die Nerven fällt.

Gewöhnen Sie sich vor allem daran, den Tag richtig anzufangen. Es ist ein hübscher kleiner Trick, Ihren Mann oder Ihre Frau anzuschauen, sobald Sie beide wach sind, und zu sagen: „Guten Morgen, Liebling – du siehst aber heute großartig aus" – auch wenn es ein bißchen übertrieben ist. (Allerdings rate ich, diese Morgenbegrüßung zu variieren. Sie verstehen schon – sie darf ihrem Partner nicht auf die Nerven gehen.)

Der nächste kleine Trick besteht darin, ans Fenster zu treten, hinauszusehen und mit seinem schönsten Bariton oder Sopran über die ganze Straße weg zu singen: „Was für ein schöner Morgen." Sollte es regnen, dann sagen Sie begeistert: „Was für ein herrlicher Regen. Bestimmt gut für den Boden." Klingt zwar ein bißchen töricht, lohnt sich aber; denn jedes freundliche Wort am Morgen hilft mit, ein ersprießliches Fundament für den kommenden Tag zu legen.

Es ist besonders wichtig für das Familienleben, daß man sich beim Zusammensein eine liebenswürdige Unterhaltung zur Gewohnheit macht. Benutzen Sie nur nicht das Familien-Essen zur Aufzählung Ihrer Sorgen, Ängste und Kümmernisse oder zur Erhebung von Warnungen und Anklagen – unterlassen Sie das zum Besten Ihrer Kinder, Ihrer selbst und Ihrer Verdauung! Und was noch wichtiger ist: Ihre Familie darf nicht das Gefühl haben, die Zusammengehörigkeit sei so selbstverständlich, daß Liebenswürdigkeit und Freundlichkeit sich daheim erübrigen. Die Nörgelei, die in so vielen Familien zum täglichen Brot gehört, ist ein guter Nährboden für viele neurotische Erscheinungen des späteren Lebens.

Sinn für Humor ist eine wunderbare Ergänzung des gesunden Menschenverstandes. Es gibt viele Grade und Abarten davon. Tatsächlich kann jeder, der sich darum bemüht, ihn bei sich entwickeln.

Ein Geistlicher in unserer Stadt war ungefähr so humorlos wie ein vertrockneter Apfel. Mehr noch – es fiel ihm sehr schwer, irgend jemanden durch seine Unterhaltung zu fesseln. Aber nach und nach überwand er seine Schwierigkeiten auf folgende Weise: er las jeden Tag eine unterhaltsame Geschichte und memorierte sie. Am nächsten Tag erzählte er sie jedem, den er traf. Das machte er Tag für Tag so. Gewöhnlich revanchierte sich dann der Partner mit einer anderen Geschichte. Nach und nach schuf sich unser Geistlicher auf diese Art ein ganzes Repertoire hübscher Geschichten, und mit der Zeit zauberte er für beinahe jede Gelegenheit eine passende hervor. Schließlich kannte man ihn im ganzen Land als den ‚Geistlichen mit den hübschen Geschichten‘, und alle freuten sich, wenn er im Anmarsch war.

8.

Viele Menschen verfallen durch irgendein Mißgeschick einer seelisch bedingten Krankheit. In irgendeinem Augenblick scheint ihnen alles, was sie besitzen, zu entgleiten; sie wissen nicht mehr aus noch ein. Sinnlosigkeit und Nutzlosigkeit türmen sich haushoch vor ihnen auf. Bei den meisten Menschen, die darunter zusammenbrechen, liegt der schwache Punkt in ihrer Unreife, die sich in Selbstsucht und Ichbezogenheit ausdrückt. Wenn ihnen zum Beispiel ein naher Mensch stirbt, so wird der Verlust nur danach berechnet, was dieser Tod für sie selbst bedeutet und was ihnen etwa an Hilfe verlorengegangen ist.

Der Egoist ist schlechter dran

Eine bedauernswerte Frau, die ihr Leben lang äußerst selbstsüchtig und egozentrisch gewesen war, wurde nach dem Tode ihres Mannes so hysterisch, daß sie von ihrem Sohn verlangte, er solle die Universität verlassen, um ständig bei ihr zu sein. „Sonst bin ich hier doch ganz allein! Ich kann nicht allein sein! Ich muß doch jemanden hier haben!" und so weiter. Keine Güte, kein wirkliches Denken an den Mann, der dahingegangen war, oder an den Sohn, dessen Leben sie durch ihren Egoismus ruinierte.

Erinnern Sie sich an Wilhelm, über den wir im 8. Kapitel gesprochen haben? Jenen ehemals so wohlhabenden Mann, der sein Leben als Straßenarbeiter fristen mußte? Als seine Frau an Darmkrebs starb, genas er seinerseits von einer Operation, die durch die gleiche Krankheit notwendig geworden war. Niemals hatte ein Ehepaar inniger aneinander gehangen oder mehr Glück durch die Gemeinschaft mit dem andern empfunden als Herr und Frau Wilhelm. Er nahm die Nachricht vom Tod seiner Frau ruhig und gedankenvoll auf. Ein paar Minuten sann er schweigend vor sich hin. Dann begann er voll ehrlicher Liebe Ereignisse zu erzählen, aus denen hervorging, was für eine großartige Lebensgefährtin seine Frau gewesen war. Danach aber sprach er nie wieder von ihr oder von ihrem Tod. Er jammerte nie darüber, daß er von nun an völlig allein dastand. Als er das Krankenhaus verließ, um in seine beiden vereinsamten Zimmer zurückzukehren, tat er es ohne ein Wort darüber zu verlieren, daß jetzt alles anders geworden sei und daß in diesen bescheidenen Zimmern, die sie ihr ‚Heim‘ genannt hatten, seine Frau nun nie mehr sein würde.

Als ich ihn dort besuchte, war er genau so freundlich wie früher, genau so an der Welt interessiert, wie er immer gewesen war. Keinen Ton darüber, daß sein Leben jetzt anders, daß es leer sei. Bald ging er wieder umher und sprach scheinbar unverändert mit seinen alten Freunden.

Einige Jahre später traf ich ihn auf der Straße vor meiner Praxis. „Wie geht es denn, Herr Doktor", sagte er, „Sie sehen aus, als hätten Sie es eilig."

„Nein", antwortete ich, „ich bin nicht eilig; reine Gewohnheit. Ich bin gerade auf dem Weg zu einer Patientin, zu der ich nicht gerade gern gehe – eine Frau, die, seitdem ihr Mann vor vier Monaten starb, schwere Depressionen hat und nicht aus dem Bett aufsteht." Ich fügte hinzu, daß wenige Menschen mit ihrem Unglück so fertig zu werden verstünden wie er.

„Es ist gar nicht so schwer", meinte er, „wenn Sie mit Ihren Füßen da bleiben, wo Sie hingehören – nämlich auf der Erde. Wenn man etwas nicht ändern kann, so soll man sich hineinschicken und überlegen, auf welche Weise man am besten weiterlebt. Wenn ein Mann seine Frau verliert oder eine Frau ihren Mann, dann trauert man doch nur, weil man sich selbst leid tut, nicht wahr? Es gibt lange philosophische Begründungen dafür, Herr Doktor, aber Sie sind jetzt zu beschäftigt, um sie anzuhören. Ich erzähle sie Ihnen ein andermal." Er lachte und ging von dannen.

9.

Bei der Fülle praktischer Aufgaben, die Ihnen notwendigerweise während Ihres Lebens gestellt werden, können Sie nicht immer erwarten, daß Sie richtig liegen und die für Sie vorteilhafteste Entscheidung treffen. Aber wenn Sie im großen und ganzen die Grundsätze und Hilfen befolgen, die Sie in diesem Kapitel lesen, dann werden Ihre Fehler nicht existenzgefährdend sein.

Seien Sie konsequent in Ihren Entscheidungen

Außerdem ist es besser, sich auf die Möglichkeit von ein paar Fehlern einzustellen, als jedes kleine Problem bis zur Erschöpfung in Ihren Gedanken zu wälzen. Das führt nämlich zu einer so getrübten und verängstigten Einstellung, daß sicher daraus eine seelisch bedingte Krankheit entsteht.

Nur ein sehr kleiner Bruchteil der Gesamtsumme von Entscheidungen, vor die wir gestellt werden, erfolgt nach langandauernden, sorgfältigen Überlegungen. Außerdem gehören die meisten unserer Entscheidungen zur gleichen Kategorie wie etwa der Beschluß darüber, ob wir das Service mit den rosa Blumen oder das mit dem Goldrand kaufen sollen. Sie sind wirklich unwichtig; die eine ist so gut wie die andere.

Man befolgt daher am besten die Regel, seine Entscheidungen ohne zu langes Hin und Her, Für und Wider und sonstige Umständlichkeiten zu treffen. Fassen Sie einen Entschluß, wie Sie mit Ihrem augenblicklichen Problem fertig werden wollen, und dann denken Sie nicht mehr daran.

Eine meiner Patientinnen litt an einer ernsten, rückfälligen Bindegewebsentzündung, die so schwer war, daß sie wochenlang im Bett liegen mußte. Keine Art von Therapie nutzte ihr auch nur im geringsten. Sie war eine sehr energische und selbstbewußte Person; ich wußte, sie würde es mir übelnehmen, wenn ich ihr sagte, daß ihre Bindegewebsentzündung die Folge einer falschen Gefühlseinstellung war. Aber ich hatte sie während einiger ihrer Anfälle gesehen und war sicher, daß ein rückwirkender Faktor in ihrem Leben existierte, der für diese Anfälle verantwortlich war.

Ich überlegte gerade, wie ich ihr das auf möglichst diplomatische Weise beibringen könne, als sie zu meiner Erleichterung mit einer eigenen Diagnose aufwartete. „Ich glaube, ich weiß, wodurch diese Anfälle kommen, Herr Doktor. Sie werden wohl nicht meiner Ansicht sein, aber ich bin jetzt ganz sicher, daß da ein Zusammenhang besteht. Kann ja sein, daß es nicht stimmt, aber ich habe bemerkt, daß ich jedesmal einen Anfall habe und mich hinlegen muß, sobald mein Mann wieder einmal in geschäftliche Schwierigkeiten gerät."

„Sie haben vollständig recht", versicherte ich, „ich war gerade im Begriff, Ihnen dieselbe Erklärung vorzuschlagen."

„Na schön, Herr Doktor – aber wie soll ich das in Ordnung bringen?" erkundigte sich die arme Frau.

„Sie müssen natürlich weiterhin Ihr Bestes versuchen, um Ihrem Mann zu helfen und ihm die größtmögliche Hilfe zu verschaffen. Andererseits sind diese geschäftlichen Spekulationen bei ihm schon zur Gewohnheit geworden, und dabei wird es wohl noch eine Weile bleiben. Jedesmal, wenn er sich in Ungelegenheiten stürzt – Sie wissen ja, daß er es immer wieder tut – entscheiden Sie sich, was Sie tun wollen, und dann zwingen Sie sich, nicht mehr daran zu denken. Wenn Sie sich nutzlos immer weiter den Kopf zerbrechen, auch nachdem Sie wissen, was Sie nun unternehmen werden, dann kriegen Sie eben Ihre Bindegewebsentzündung."

Sie versuchte, dieser Vorschrift zu folgen, und hatte damit begreiflicherweise zunächst allerhand Schwierigkeiten. Aber nach und nach wurde es leichter für sie, zumal ihr Mann ihr reichlich Gelegenheit gab, ihre Versuche zu wiederholen. Als schließlich die Katastrophe kam, deren Herannahen sie immer befürchtet hatte, war sie geübt genug, um mit einem Minimum körperlicher Störungen durch sie hindurchzukommen, und hatte nicht annähernd so schwer zu leiden wie bei ihren früheren Anfällen.

In jedem Leben gibt es einmal eine Sorge, einen Kummer, eine harte, langandauernde Schwierigkeit, für die wir keine Lösung wissen. Um mit dieser Art Sorge fertig zu werden, müssen wir uns sagen, daß wir nur eines tun können – aufhören, daran zu denken.

Frau K. hatte drei Kinder und einen Mann, der seit fünfzehn Jahren fast jeden Tag betrunken war. Die Tiefe des Elends, zu der die Frau und ihre Familie absanken, spottet jeder Beschreibung. Jeder erdenkliche Versuch und jede Behandlung waren ausprobiert worden, um den Mann von seiner Trunksucht zu heilen. Keine hatte mehr als eine nur ganz kurze positive Wirkung. Aus religiösen Gründen wollte sich die Frau nicht scheiden lassen. Ihr Unglück und das ihrer Kinder war beispiellos.

Dann faßte sie eines Tages einen Entschluß. Sie sagte sich: „Wir wollen lieber den Gedanken aufgeben, daß Albert jemals aufhören wird zu trinken. Er kann nicht, und er will nicht. Von jetzt an werde ich mir nicht mehr das Herz wegen Albert und seiner Trinkerei zermartern. Wir werden uns natürlich um ihn kümmern, aber wir werden uns seinetwegen keinen Kummer mehr machen. Statt dessen werde ich meine ganze Energie dafür einsetzen, den Rest meines Lebens und das Leben meiner Kinder so glücklich zu gestalten, wie es unter diesen Umständen überhaupt möglich ist."

Auf diese ihre Aufgabe stellte sie von nun an ihr Leben ein. Sie hatte sich selbst zugegeben, daß ihr Problem unlösbar war und daß es keinen Sinn hatte, noch mehr Sorge und noch mehr Gedanken daran zu verschwenden.

Ihre neu ausgerichteten Anstrengungen wirkten Wunder. Sie wurde zu einer ganz anderen Frau, und ihre Kinder verloren das verprügelte Aussehen, das sie so lange zur Schau getragen hatten.

10.

Es sollte und brauchte keine Schwierigkeiten zu bereiten, seine üblen emotionalen Gewohnheiten loszuwerden. Das ist einfacher, als Sie denken, sobald Sie sich nur entschließen, Ihrer Umwelt gegenüber eine freundliche Einstellung einzunehmen – *jetzt und sofort*. — Jeder Augenblick ist wichtig

Es gibt nur einen Augenblick, in dem wir leben – den jetzigen. Und das ist die einzige Zeit, die uns gegeben ist, um glücklich zu sein.

Manche Menschen leben auf der Basis der Erwartung, immer auf dem Ausguck nach etwas, das in der Zukunft liegt; dabei verlieren sie die einzige Chance, die ihnen gegeben ist – sie liegt im jetzigen Augenblick beschlossen.

Der Junge in der Schule denkt voraus an die Universitätszeit; auf der Universität nimmt er die Freude voraus, die er empfinden wird, wenn er eine Anstellung als Ingenieur bekommt. Und wenn er seine Anstellung hat, dann glaubt er, daß die wahre Freude dann kommen wird, wenn er Mary heiratet und ein eigenes Heim hat. Und so geht es weiter und weiter . . . mit Vorschuß-Freuden.

Schließlich kommt in seinem Leben eine Zeit, in der ein weiteres Vorausdenken nicht mehr so rosig ist. Diesen Augenblick begleitet eine umwälzende Neuorientierung des Denkens, Wertens und Fühlens. In dieser Zeit beginnt der Mensch sichtlich alt, geschlagen und hoffnungslos auszusehen. Und das Vorausdenken verwandelt sich jetzt in ein Denken an Glanz und Wunder der Vergangenheit – der unwiederbringlichen Vergangenheit.

Mache Zukunftspläne, aber nicht dauernd
Natürlich müssen wir Zukunftspläne machen; aber wir sollten nicht jeden einzigen gegenwärtigen Augenblick über sie nachgrübeln. Denn die Notwendigkeit eines vorsorglichen Zukunftsplans kann durch das ständige Denken daran auch Angst, Sorgen und Schrecken mit sich bringen.

Es ist außerordentlich töricht, sich ständig Sorgen darüber zu machen, was in der Zukunft mit unseren Geschäften, unserer Gesundheit, unseren Kindern, ja sogar was mit unserem Leben nach dem Tode passieren wird. Auch wenn man sich über die Zukunft aufregt, kann man sie damit nicht wesentlich ändern. Die meisten dieser Sorgen sind Zinsen, die wir vorschüssig für Ereignisse zahlen, die niemals eintreten.

Die beste Versicherung für eine zufriedenstellende Zukunft besteht darin, die gegenwärtige Stunde richtig auszunutzen, eine gut bezahlte Stellung gut auszufüllen und in Arbeit, Denken, Vergnügen und Hilfe für andere sein Bestes zu tun – *jetzt und sofort.* Ja, *jetzt und sofort.* Die Zukunft wird sich als ebenso gut wie die Gegenwart erweisen, wenn Sie sich daran halten, den jetzigen Augenblick richtig auszunutzen.

II.

Pläne machen, die Freude bringen
Ein grundlegendes psychologisches Bedürfnis bei jedem Menschen ist das nach neuen Erlebnissen. Ohne sie versackt das Leben in endloser Plackerei.

Die Erwartung neuer Erlebnisse aber beflügelt den gegenwärtigen Augenblick, und darum sollte man immer neue Pläne machen. Es braucht nur ein Ausflug zu sein oder irgendeine Halbtags-Unternehmung am Sonntag, oder einfach ein neues Band am Hut. Das Plänemachen braucht gar nichts Großartiges zu sein, außer bei ganz besonderen Gelegenheiten. Wichtig ist nur, daß neue Erlebnisse in Sicht sind, auf die Sie sich freuen können.

Plänemachen ist für die Nährung positiver Gefühle genau so wohltätig wie das neue Erlebnis selbst. Barney Olds, den ich genau so gut wie Wilhelm im 8. Kapitel als Beispiel eines Lebenskünstlers hätte anführen können, war ein Mann, der eine Katastrophe nach der anderen mit wunderbarer Fassung, mit Mut und Heiterkeit hingenommen hatte. Schließlich fesselte eine Krankheit ihn drei Monate ans Bett. Dann kam noch ein Rückfall, der ihn ein reichliches Jahr im Bett hielt. Er klagte niemals.

Einmal sagte ich zu ihm: „Werden Sie es nicht müde, im Bett zu liegen, Barney?"

Barney lachte hell auf. „Nein. Ich habe guten Appetit, das ist die eine Hälfte des Lebens. Und jeden Tag rauche ich eine gute Zigarre – das ist die andere Hälfte."

Der ans Bett gefesselte Barney genoß seine Tage mehr als die meisten Menschen den Sonntag. Er liebte es, sich Reisen in entfernte Gegenden auszudenken: nach Tibet, nach Tasmanien, nach Marokko. Er pflegte an Reiseagenturen und Schiffsgesellschaften zu schreiben und sich Auskünfte geben zu lassen. Er bestellte sich in der Bibliothek alle möglichen Bücher über das Land, ,wo er hinreiste'. Am Ende einer jeden ,Reise' wußte er so viel über das Land seiner Sehnsucht, als ob er tatsächlich dort gewesen wäre. Ein Reisebüro glaubte, Barney als Kunden zu verlieren, und schickte einen Vertreter zu ihm. Nach diesem Besuch half man ihm, sein Spiel zu spielen, indem man ihm Kopien von Fahrkarten zu den Orten schickte, die er ,besuchte'. Natürlich hatte Barney nun noch mehr Spaß an der Sache.

12.

In fast jedem Augenblick gibt es Ärger oder Sorgen, die Ihnen an die Nieren gehen würden, falls Sie es ihnen erlaubten. Und doch ist es schwierig, sich, wenigstens im normalen Zusammenhang, auch nur

Immer mit der Ruhe

einen einzigen Ärger vorzustellen, der einem notwendigerweise wirklich an die Nieren gehen müßte.

Wann immer ein Ärger zu Ihnen kommt, bei Ihnen anklopft und versucht, einzudringen, dann versuchen sie es mit dem ‚magischen Kreis‘; Sie formen ihn aus Daumen und Zeigefinger, halten ihn vor sich hin, schauen hindurch und sagen: „Unsinn. Ich lasse mir das nicht an die Nieren gehen.“ Ein bißchen Übung mit dem ‚magischen Kreis‘, und Sie werden bald imstande sein, zu den Ärgernissen, die Ihnen möglicherweise über den Weg laufen, sehr freundlich und liebenswürdig ‚Unsinn‘ zu sagen.

Wenn Sie die vorgeschlagenen zwölf Punkte täglich beherzigen, werden Sie einen großen Schritt vorwärts zu Reife und seelischer Ausgeglichenheit tun. Das Leben wird anfangen, positiv und freundlich auszusehen. Sie werden finden, daß Sie sich grundlegend und günstig zu verändern beginnen. Allmählich werden Sie das schöne Gefühl „Was geht’s mir doch gut!“ kennenlernen, und Ihr Leben wird endlich lebenswert sein.

Unsere wirklich beste Eigenschaft ist, daß wir Menschen immer etwas neu lernen können, wenn wir einmal die Notwendigkeit dazu eingesehen haben. Ich habe in meiner Praxis Hunderte von Menschen erlebt, die diese Fähigkeit bewiesen haben und aus einem Zustand seelischer Belastung zu einer achtenswerten gefühlsmäßigen Ausgewogenheit aufgestiegen sind. Wenn es diese Hoffnung und diese Möglichkeit nicht gäbe, hätte ich schon vor langer Zeit meine ärztliche Praxis mit einem anderen Beruf vertauscht, da mehr als die Hälfte dieser Praxis darin besteht, seelisch bedingte Krankheiten zu kurieren.

Religion und seelisch bedingte Krankheiten   Bevor ich dieses Kapitel beschließe, möchte ich eine Frage vorwegnehmen, die oft an mich gestellt wird: „Warum ordnen Sie die Religion nicht in die Reihe Ihrer Hilfsmöglichkeiten ein?“

Meine Antwort darauf bedeutet keineswegs eine Herabsetzung der Religion; im Gegenteil: mein Respekt vor ihr verbietet es mir, meine ärztlichen Aufgaben mit den ihren zu verquicken. Trotzdem weiß ich, daß viele Leute von ihrer Gefühlsbelastung befreit werden, sobald ein religiöser Glaube in ihnen erwacht und die Leere ausfüllt, die aus Mangel an grundlegenden seelischen Lebensgehalten entstanden ist.

Im übrigen habe ich aber festgestellt, daß Religion an sich die Chancen, seelisch bedingte Krankheiten zu heilen, weder steigert noch vermindert. Geistliche und tiefreligiöse Menschen haben seelisch bedingte Krankheiten genau so häufig wie nichtreligiöse.

Ein ausgezeichneter Pfarrer bekam eine sehr unangenehme Dickdarmreizung infolge der schrecklichen Arbeitsüberlastung, die sein Aufgabenbereich mit sich brachte. Ein sehr frommes Gemeindemitglied litt schwer an Schwindel, Kopfweh und Schwächezuständen, dem Ergebnis eines langen harten Feldzuges, durch den es Geld für den Bau einer neuen Kirche aufzubringen suchte. Das sind natürlich Belastungen, wie jeder sie haben kann. Aber manchmal entsteht die Belastung aus der Religion selbst. Das war zum Beispiel der Fall bei einem Geistlichen, der in großer Sorge über die Verdorbenheit seiner Kleinstadtgemeinde war und sie erst nach einer heftigen Kampagne zu einem anständigen Lebenswandel brachte. Der körperliche Effekt dieser ungeheuren geistigen Anspannung war eine Darmstörung, aus der sich schließlich ein Magengeschwür entwickelte.

Erfahrene Ärzte wissen genau, daß ein religiöser Mensch die Regeln, die wir in diesem Buch aufstellen, genau so notwendig braucht wie ein nichtreligiöser. In Wirklichkeit werden diese Regeln das religiöse Leben nur wunderbar erhöhen und vervollständigen; denn die Haltung, welche die von uns geforderte Reife in sich birgt, ist genau das, worauf die großen Religionsstifter von jeher hingezielt haben.

SEELISCHE AUSGEWOGENHEIT IN DER FAMILIE

Die Familie: Krankheitsursache Nr. 1   Der wichtigste Erziehungsfaktor, dem fast jeder unterworfen ist, ist die Familie, in der wir aufwachsen. Infolge der langen Zeit, die jeder Mensch in ihrem Rahmen zubringt, und infolge der autoritativen Herrschaft, die sie über unser frühes Denken ausübt, hat die Familie mit der Bildung unserer Persönlichkeit und unserer Fähigkeit, das Leben zu meistern, mehr zu tun als irgendein anderer Erziehungsfaktor.

Angesichts des enormen Einflusses, der der Familie im Rahmen ihres Aufgabenbereiches zusteht, wirkt es bedrückend, daß eine so erschrekkend große Zahl von Familien ihre schönen Möglichkeiten verpfuscht und ihre Aufgabe höchst mäßig erfüllt.

Die Patienten in meiner Praxis beweisen mir ziemlich eindeutig, daß die Familie mit Abstand die Haupt-Ursache falscher Emotionen in unserer Gesellschaft darstellt. Nicht nur in der Kindheit wird die Familie zur Ursache seelischer Belastungen so vieler ihrer Mitglieder, sondern gleichermaßen in den Familien, deren Oberhaupt diese Mitglieder später selbst einmal werden. Die Familie – die, aus der wir kommen, und die, welcher wir gegenwärtig vorstehen – ist die bei weitem häufigste Quelle jener seelisch bedingten Krankheiten, die ihrerseits unsere vorherrschendste Krankheit bilden.

Das Traurigste bei diesem Mißerfolg der Familie liegt darin, daß bei einiger richtiger Anleitung die seit Generationen labil gewordenen Familien wieder in die richtige Bahn gelenkt werden könnten und dann einen wirklich guten Erziehungsfaktor bedeuten würden. Aber es ist wie auch auf anderen Gebieten seelischer Führung – es gibt kein tatkräftiges Programm zur Durchführung einer solchen Verbesserung.

Werfen wir zunächst einmal einen Blick auf die Familien-Atmosphäre, diese Quelle von Unreife und seelischer Belastung.

Eines der häufigsten Produkte einer Familien-Atmosphäre, die zu schädlichen Emotionen führt, ist die Freudlosigkeit. In solchen freud-losen Familien herrscht allen Dingen gegenüber eine verdrossene, pessimistische Einstellung. Etwa so: „Ach, wozu wollen wir ein Picknick veranstalten? Vielleicht regnet es. Und wenn es nicht regnet, werden die Ameisen alles auffressen!" In Familien dieser Art wird jede Freude, bevor sie jemals blüht, in der Knospe geknickt.

Aus einer solchen ewig verdüsterten Familie stammte Betty. Wie alle übrigen Familienmitglieder hatte Betty keinen Glanz und keinen Charme; soweit bekannt, hatte das auch keiner ihrer Vorfahren besessen. In ihrer häuslichen Atmosphäre konnte keine der Eigenschaften gedeihen, die sie in der Schule beliebt gemacht hätten. Betty wurde von Mitschülern wie Lehrern übersehen; nicht, daß man eine Abneigung gegen sie gehabt hätte, aber sie wirkte so negativ, daß man sie gar nicht in Betracht zog. Infolge der freudlosen Atmosphäre, die stets um sie herum war, wurde sie niemals zu anderen Kindern eingeladen. Bettys Mutter lud ihrerseits auch keine anderen Kinder ein, um mit Betty zu spielen; denn auch die Mutter war schwermütig und machte sich nichts aus vergnügter Unterhaltung. Und natürlich bildete sich bei Betty eine negative Einstellung zu ihrem körperlichen Befinden heraus; die gleiche Einstellung, die ihre Mutter hinsichtlich ihrer eigenen Gesundheit hatte.

Im Alter von dreizehn Jahren war Betty ein vollendeter Hypochonder. Sie stand voller Schrecken jeder körperlichen Erkrankung gegenüber (den Folgen ihres verdüsterten Gefühlslebens), bis endlich ihre Gesundheit – oder der eingebildete Mangel an Gesundheit – zu ihrer Hauptsorge wurde. Sie trat in den weitverbreiteten und an Mitgliedern reichen ‚Jedem-Tag-sein-Symptom-Klub' ein. Wenn sie morgens aufwachte, war ihr erster Gedanke: „Wie krank bin ich heute?" Nach ihrem dreizehnten Jahr verging kein weiteres ohne ärztlichen Beistand. Die Angst um ihre Gesundheit wurde durch die ständige Besorgtheit ihrer Mutter noch erheblich vergrößert. Mit vierzig Jahren hatte Betty vier Operationen durchgemacht, dazu einen chirurgischen Eingriff, der die Periode zum Stillstand brachte.

Bettys Vater war ebenso pessimistisch wie ihre Mutter, redete nichts und hatte keinerlei Humor. Das hinwiederum stammte aus der Familie, in welcher er selbst aufgewachsen war. (Der Stammbaum dieser Art

127

von Familien geht möglicherweise bis in die Steinzeit zurück!) Er gehört zur gleichen Kategorie wie Karl, von dem Sie im 8. Kapitel gelesen haben und von dem seine Frau sagte, er hätte möglicherweise im ersten Jahr ihrer Ehe einmal etwas Liebenswürdiges gesagt, aber das sei so lange her, daß sie dessen nicht mehr ganz sicher sei.

Nörgel-Atmosphäre

Eine andere Familien-Atmosphäre, die falsche Emotionen ausbrütet, ist die Nörgel-Atmosphäre. Sie ist mit Kritik gegen jedermann geladen. Meistens fängt ursprünglich der Vater damit an, aber schließlich wird es bei allen Familienmitgliedern so allgemein, daß die Frage „Wer hat den ersten Stein geworfen?" sinnlos wird. Ein beliebtes Argument in solchen Familien lautet folgendermaßen: „Ich lasse mich niemals gehen. Du bist es, der sich gehen läßt!" In Wahrheit lassen sie sich alle miteinander dauernd gehen.

Barbara hatte das Unglück, zu einer solchen Familie zu gehören. Als sie größer wurde, spiegelte sich naturgemäß die Art der Familie auch in ihr, so daß sie die Atmosphäre ständiger Krittelei mit in die Schule brachte. Die kritische Haltung Lehrern und Mitschülern gegenüber machte ihr Leben dort ziemlich unerfreulich. Und zu Hause hatte sie dauernd kritische Turniere auszufechten, bei welchen alle anderen Familienmitglieder gemeinsam gegen sie Front machten. Mit zehn Jahren hatte Barbara bereits eine seelisch bedingte Krankheit.

Es gibt Familien, in denen die Nörgel-Atmosphäre sich an Stelle eines mehr oder minder offenen Steine-Schleuderns in Form der kalten Kriegsführung niederschlägt. Die Kritik tritt hier als schneidend scharfe Unterstellung auf, die aber oft in honigsüßem Ton vorgebracht wird. In dieser Kampfweise war Clifford ein wahrer Meister. Wenn er und seine Frau Betty abends Gäste hatten, brachte Clifford seine bösartige Kritik Betty gegenüber besonders gern am Bridgetisch vor: „Lassen Sie lieber nicht Betty anschreiben, sie bringt unsere Konten hoffnungslos durcheinander" – womit er darauf anspielte, daß Betty nicht fähig war, ihr Haushaltsbuch in Ordnung zu halten. Oder er bemerkte beiläufig: „In unserem Haus wissen wir nie, wann und wo wir essen, bevor nicht die Dosen aufgemacht werden."

Diese Methode, Jahr um Jahr angewandt, verletzte Betty jedesmal aufs tiefste; schließlich war sie die meiste Zeit krank, natürlich auf seelisch bedingter Basis. Zu bemerken ist, daß der Bumerang auf den dafür verantwortlichen Clifford zurückflog, da er ja die Arztrechnungen zahlen mußte.

Manchmal wird eine im großen und ganzen normale Familie von einem krankheiterzeugenden Strom der Kritik getroffen, der aus irgendwelchen anderen Quellen stammt.

Kritischer
Einfluß von
außerhalb

Jane war ein reizendes Mädchen, das George, einen ebenso reizenden Jungen, heiratete. Er liebte sie aufrichtig, war verständnisvoll und sorgte aufs beste für sie. Janes Leben war auf gutem Weg, bis zu dem Zeitpunkt, an dem sie mit ihrem Erstgeborenen aus dem Krankenhaus nach Hause kam. George stellte eine Kinderpflegerin ein, die Jane bei der Pflege des Babys und der Hausarbeit helfen sollte.

Diese Kinderpflegerin war von altem Schrot und Korn. Sie wußte alles besser als Jane und sogar besser als der Arzt und kritisierte laut und deutlich die Art, wie Jane ihr Baby großzog. Sie pflegte alles und jedes zu bekritteln, einschließlich der Vorschriften, die der Kinderarzt für das Baby aufgestellt hatte. Es fielen Bemerkungen wie: „Ich glaube, Baby kommt nicht richtig voran. Irgendwas ist da nicht in Ordnung; es ist einfach nicht, wie ein Baby sein müßte." Daraufhin ging Jane mit dem Baby zum Kinderarzt, der ihr versicherte, daß es vollkommen in Ordnung sei. Kaum zu Hause, kommentierte die alte Xanthippe: „Na ja, wissen Sie, die Ärzte sagen einem auch nicht immer alles!"

Das ging eine Weile so weiter, bis Jane anfing, sich schlecht zu fühlen, ohne zu wissen warum. Auch George und der Arzt ahnten zunächst nicht, was los war. Dann kamen sie der Sache näher. Jane war eine gescheite, tüchtige und aufnahmefähige junge Frau. Ihr Baby war ein großes Ereignis für sie, eine große Verpflichtung und ein Ansporn, sich zu einer klugen, schöpferischen Mutter zu entwickeln. Aber die Xanthippe hatte Janes Selbstvertrauen völlig niedergebügelt und sie in einen Zustand dauernder Sorge und tiefeingewurzelten Kummers gebracht. Als der Arzt und der Ehemann hinter den wahren Grund von Janes Leiden kamen, war das Heilmittel einfach, und George wandte es prompt an. Er kündigte der alten Xanthippe. Sehr bald ging es Jane wieder gut.

Nicht immer gibt es so einfache Heilmittel. Barbara konnte zum Beispiel weder ihrem Vater noch ihrer Mutter kündigen.

Atmosphäre mangelnder Zuneigung

Eine andere weitverbreitete Familien-Atmosphäre, die schlechte Emotionen erzeugt, ist die Atmosphäre der Abneigung, oder die mangelnder Zuneigung; eine Atmosphäre, die alles Gute gefährdet, was zu den Aufgaben der Familie gehört.

Im allgemeinen entstammt die Atmosphäre der Abneigung der Grundtatsache, daß Vater und Mutter sich nicht leiden können und der einzige Grund, warum sie zusammenbleiben, das ‚Wohl der Kinder' heißt. In der Atmosphäre eines solchen Heimes lernen die Kinder schnell, einander gleichfalls nicht zu lieben. Denn Liebe oder Abneigung entwickelt sich bei Kindern weitgehend am Beispiel der Eltern.

In dieser Art Familie braucht keiner irgendeines der anderen Familienmitglieder. Keines ist für den anderen notwendig, und wenn jemand fühlt, daß er nicht notwendig ist, dann gelangt er niemals zu voller Persönlichkeitsentfaltung. In einer solchen Familie kann keiner sich als nützlich oder begehrenswert empfinden. Keiner gibt oder empfängt jemals irgendeine Anerkennung. Das Leben ist, als ernähre man sich ausschließlich von fadem Dörrgemüse.

Ellen war das jüngste von sieben Kindern einer Familie, in der keiner den anderen wirklich liebte. Als Jüngste war sie die Zielscheibe von jedermanns schlechter Laune. Jedes Familienmitglied kritisierte Ellen, sobald sie alt genug war, um das zu verstehen. „Ach, sie ist ja so dumm." „Sie wird in der Schule nie mitkommen." Niemand war da, der Ellen jemals geholfen hätte.

Als sie in die Schule kam, hatte sie einen tiefeingewurzelten Minderwertigkeitskomplex. Sie hatte Angst vor ihren Lehrern, weil daheim ihr alle erzählt hatten, sie sei dumm. Nach einer verhetzten Kindheit endlich erwachsen, heiratete Ellen einen jungen Menschen, der dieselbe Art von Kindheit erlebt hatte und den gleichen Minderwertigkeitskomplex besaß. Als sie Kinder bekam, war sie sicher, daß ihr jede Fähigkeit fehle, sie richtig großzuziehen; ebensowenig Vertrauen hatte sie in ihre hausfraulichen Fähigkeiten. Ihr Leben war eine dauernde Kette von Kümmernissen. Ellen ist seit ihrer Kindheit fast ständig krank gewesen und ist es auch heute noch. Es ist nicht so einfach, die Gründe ihrer Krankheit auszumerzen, wie es in dem Fall von Jane, George und der alten Xanthippe gewesen ist.

Eine andere Familien-Atmosphäre, die falsche Emotionen ausbrütet, ist die Atmosphäre des Egoismus, die sich nur wenig von der Atmosphäre der Kritik unterscheidet; auch sie beginnt gewöhnlich beim Vater.

Atmosphäre der Selbstsucht

Virginia, die sich allein sehr wohl befunden hatte, heiratete einen pathologisch egoistischen Jungen von der Sorte, die nur für sich selbst Interesse hat. Bei Roger kam das nicht gleich zum Vorschein, weil er zu jenen Egoisten gehörte, die nicht über sich sprechen. Aber jeder Gedanke, den er hatte, galt einzig und allein ihm selbst. Virginia hatte, als sie ihn heiratete, keine Ahnung, in was sie da hineingeraten würde.

Dieser Roger – an sich ein anständiger Mensch – brauchte seine Virginia lediglich für ganz bestimmte Zwecke. Er war ein passionierter Jäger und Fischer und widmete sich dauernd diesem Sport – ohne Virginia mitzunehmen. Außerdem spielte er gern Karten und hatte Freude am Zechen – auch dies ohne seine Frau. Virginia saß meistens allein zu Hause. Da Roger nur ganz bestimmte Speisen mochte, aß die Familie diese und nichts anderes. Rogers Arbeit spielte sich meist auf Reisen ab, und seine Frau zog allein ein, zwei, drei und vier Kinder groß. Als Virginia anfing zu klagen, daß sie sich nicht wohl fühle, hatte Roger weder Mitleid noch Geduld mit ihr. Heute ist sie eine sehr kranke Frau und wird mutmaßlich nie mehr ihre volle Gesundheit zurückgewinnen. Roger begreift nicht, daß er damit irgend etwas zu tun haben könnte, und betrachtet Virginia jetzt nur noch als Hemmschuh seiner Vergnügungen. Virginias Kinder sind schlecht erzogen und gleichfalls funktionell erkrankt.

Eine andere schlechte Atmosphäre in einer Familie ist die Klage-Atmosphäre. Keine Familie ist bedauernswerter als die, in der es ein Mitglied mit dauerndem und ständigem Bauchweh gibt. Oft ist die Mutter der Bauchwehtyp, aber ich habe auch Familien gesehen, in denen es der Vater war.

Die Klage-Atmosphäre

Wenn jemand da ist, der ständig klagt, dann hört auch für jedes andere Familienmitglied die Freude auf. In neunundneunzig von hundert Fällen haben diese Klagetypen nichts anderes als eine seelisch bedingte Krankheit; aber wenn man hört, wie sie sich über ihre Gesundheit verbreiten, würde man sie für ein bestens ausgestattetes Museum der Pathologie halten. Natürlich gelingt es ihnen, auch in ihrer Familie eine verdüsterte, angsterfüllte Atmosphäre hervorzubringen; das sind dann die Grundlagen, die den Kindern mit auf den Weg gegeben werden. Die erzieherische Erbschaft, die solche Familien ihrer Nachkommenschaft vermachen, besteht in Angst, Verdüsterung und Hypochondrie.

Außerdem sind diese unseligen Klagetypen auch noch Gift für jedes Bankkonto. Eine Dame hatte während der Dauer ihres jämmerlichen Lebens fünfzehn Internisten, acht Chirurgen, vier Gesundbeter und zwei Spiritisten beschäftigt; sie war in drei Sanatorien gewesen und hatte im ganzen 32000 Dollar ausgegeben.

Atmosphäre der Angst Ich kenne einen Geschäftsmann, der jeden Morgen in Angstzuständen erwacht und tagsüber von einem Angstzustand in den andern verfällt, bis er zu Bett geht – und dann hält er sich mit neuen Ängsten wach.

Zum Beispiel schwankt er schon jeden Morgen, was für eine Krawatte er anlegen soll, überlegt es sich hin und her und bekommt manchmal deswegen geradezu das Zittern. Beim Frühstück sinnt er unglücklich darüber nach, ob er zuviel Zucker zum Kaffee nimmt, und überlegt anschließend, ob er vielleicht zuckerkrank ist. Wenn er zur Arbeit in die Stadt fährt, debattiert er mit sich selbst, ob er den einen oder den anderen Weg fahren soll, und wenn er in die eine Straße eingebogen ist, regt er sich in dem Gedanken auf, daß er vielleicht doch besser die andere genommen hätte, denn das Schicksal könnte ja wollen, daß ihm gerade auf dieser Straße ein Verkehrsunfall zustieße.

Kann es uns da wundern, daß auch seine Familie in einer Atmosphäre dauernder Angst lebt und die Gewohnheit hat, bei jeder Kleinigkeit an Katastrophen zu denken? Diese Gewohnheit ist sehr ansteckend. Seine Frau hat sie angenommen, seine Kinder sind darin aufgewachsen. Für sie ist das die normale, natürliche Art zu leben. Sie besitzen einfach keinerlei Erfahrung in einer anderen Lebensweise. Wenn sie großes Glück haben, wird ihnen vielleicht eines Tages bewußt werden, daß diese Gewohnheit die Quelle ihres ganzen Unglücklichseins ist – und der Grund ihrer seelisch bedingten Krankheiten.

Schwiegermutter-Atmosphäre Eine andere Atmosphäre, die für die Gefühlsentwicklung der Familie schlecht ausschlagen kann, ist die Atmosphäre angeheirateter Familien-Einflüsse. Es ist nicht leicht, mit ihr fertig zu werden, auch wenn sie noch so klar auf der Hand liegt.

Helen war ein schönes junges Mädchen aus Philadelphia. Sie heiratete einen jungen Mann und zog mit ihm in seinen Heimatort, ein kleines Dorf von zweihundertfünfzig Einwohnern, das von Verwandten wimmelte; einige davon waren ausgesprochene Hexen. Die Verwandten erlebten, daß Helen in ein modernes neues Haus zog, und meinten, daß die Eingeheiratete alles Gute bekäme, das ihnen selbst zustünde und das sie nicht bekommen hätten. Sie nahmen jede Gelegenheit wahr, auf der jungen Frau herumzuhacken und sie auf alle mögliche versteckte Art zu verletzen. Helen wurde krank und war nach einiger Zeit so schlecht daran, daß sie nicht mehr arbeiten konnte. Die Hexen der Verwandtschaft stürzten sich wie die Geier auf sie und machten sie fertig. Die einzige Gelegenheit, bei der Helen sich von nun an überhaupt noch wohlfühlte, war, wenn sie für einen Monat zu Besuch nach Philadelphia fuhr. Im Lauf weniger Jahre wurde sie durch funktionelle Erkrankungen praktisch unfähig, noch irgend etwas zu tun. Schließlich transportierte das Scheidungsgericht sie vom Schlachtfeld ab; nach einem Jahr war sie wieder völlig normal und ist seitdem niemals mehr krank gewesen.

Von wenigen Ausnahmen abgesehen ist es für junge Leute zu Anfang das beste, unabhängig und so weit entfernt von den älteren Familienmitgliedern zu leben, daß sie allein die Kontrolle und Herrschaft über ihre eigene, neue Familie ausüben. Bei zu großer Nähe ist es allzu leicht für die Eltern, dies und jenes vorzuschlagen, wenn nicht gar anzuordnen. Nachbarn tun das nur, wenn sie darum gebeten werden, Eltern jedoch gern auch dann, wenn keiner sie darum bittet. In einer Familie, wo die Neuvermählten im gleichen Hause wie die Eltern lebten, war die Schwiegermutter voll des besten Willens; sie wollte ja nur helfen. Auch die Schwiegertochter wünschte sich nichts anders, als gut mit der Schwiegermutter auszukommen. Offensichtlich vertrugen sie sich auch sehr gut miteinander. Aber die Schwiegermutter hatte die Führungsposition, und dadurch konnte der Wunsch der Schwiegertochter, sich selbst ein unabhängiges Leben aufzubauen, nicht in Erfüllung gehen. Schwiegermütter, Großmütter und Großväter leben am besten getrennt von den Kindern und ermöglichen ihnen dadurch ein unabhängiges Dasein.

Wir haben hier natürlich nur einige der atmosphärisch schlechten Einflüsse schildern können, durch die unsere Familien ein so hervorragender Nährboden für Krankheiten sind. In der ärztlichen Praxis zeigt

Familieneinfluß muß nicht immer schlecht sein

es sich immer wieder, daß viele Familien ihre Aufgaben völlig mißverstehen und bei ihren Mitgliedern nur negative Emotionen hervorrufen. Und viele andere erfüllen ihre Aufgaben nicht annähernd so gut, wie sie sollten oder könnten.

Eine Familie kann in so viele Fallgruben stürzen, daß es auch den vernünftigsten jungen Ehemann und die von den besten Absichten beseelte junge Hausfrau entmutigen kann. Dabei besteht doch gar kein Grund zur Entmutigung. Denn wenn Sie in der Familie dieselben Regeln einführen, die beim einzelnen seelische Ausgeglichenheit bewirken, dann wird der Einfluß auf die Angehörigen auch in der Familie genau so heilsam sein. In dieser Atmosphäre wird sich Reife entwickeln, und Ihre Familie wird zu einer Einheit werden, in der jeder sich seines Lebens freut.

Wenn wir definieren wollen, was ein gutes Heim sein sollte, können wir sagen: „Ein gutes Heim ist der Ort, wo Sie sicher sein können, Aufmunterung zu finden, wenn Sie sie am nötigsten brauchen." Verstehen Sie: Aufmunterung! Keinen Ärger, kein Gezänk, keinen Streit, keinen vernichtenden Blick, keine Verständnislosigkeit – sondern Aufmunterung.

Ihre erste Aufgabe als Familienmitglied ist, daheim eine ruhige und freundliche Einstellung zu wahren – jetzt und sofort.

Ihre zweite Aufgabe besteht darin, den anderen Familienmitgliedern dabei zu helfen, stets ebenso ruhig und freundlich zu sein – jetzt und sofort.

Ich will hier von ein paar wesentlichen Dingen sprechen, die zum Alltagsleben jeder Familie gehören sollten.

Vorsicht vor zu großen Ausgaben Mit dem Ansteigen des amerikanischen Lebensstandards ließ man vor dem Auge des Verbrauchers eine ständig anwachsende Armee verlockender Waren aufmarschieren. Die Tendenz unserer Lebensform bestand in stärkster Betonung aller Möglichkeiten des Lebensgenusses: schöne Autos, große Fernsehapparate, Kameras, elektrische Geräte; infolgedessen sind wir auf dem besten Wege, immer tiefer in Leerlauf und noch dazu in Sorgen zu geraten, um uns all diese köstlichen Dinge leisten zu können. Sich dauernd etwas wünschen, dauernd etwas verlangen – und dann Raten zahlen! Es wird zu einem solchen Dauerprozeß, daß wir niemals mehr lernen werden (und tatsächlich auch gar nicht mehr die Möglichkeit dazu haben), uns ganz einfach zu freuen.

Es ist nämlich nötig, die Kunst der Freude erst einmal zu erlernen. Verkleinern Sie das Bedürfnis oder das Verlangen Ihrer Familie nach neuen Anschaffungen. Fangen Sie möglichst gleich an, sich an dem zu freuen, was da ist: das Grün der Bäume, das Blau des Himmels, das Lied, das Sie vor sich hinpfeifen, der Spaß, den Sie bei einer Balgerei mit Ihren Kindern haben. Und reden Sie nicht über die Sehnsüchte nach dem, was Sie nicht haben.

Der Sinn der Sache liegt darin, die ständig vorhandenen Möglichkeiten der Freude auszunutzen; die jederzeit gegebene Chance einer lustigen Bemerkung; den Jetzt- und Sofort-Moment, nett zueinander zu sein.

Sobald die Kinder alt genug dafür sind, pflanzen Sie ihnen die Vorstellung ein, daß die Familie für jedes Mitglied eine einzigartige Sache ist; jeder hat die Aufgabe, sie für jeden andern zu so einer einzigartigen Sache zu machen; es ist eine Gemeinschaft, die für jeden da ist und bei der jeder mitzuhelfen hat. Die Familiengemeinschaft ist ein Unternehmen, an dem alle – Vater, Mutter, Schwester, Bruder – aktiv teilnehmen und bei dem sie persönliche Verantwortung tragen. *Familiengemeinschaft*

Vergessen Sie nicht: die Kinder werden alles für die Familiengemeinschaft tun, wenn die Mutter und vor allem der Vater ihren Anteil daran übernehmen. Leider steht meistens der Vater halb abseits, ein gelangweiltes Familienmitglied, das ständig dem Geschäft, dem Fußballmatch und Gott weiß was noch allem nachjagt. Wenn aber der Familienchef den richtigen Weg einschlägt, werden die Kinder unweigerlich folgen.

Die Familiengemeinschaft entwickelt sich zu einer ständigen Kette gemeinsamer Projekte; von Arbeiten, die man zusammen tut, von Spielen, die man gemeinsam spielt, von Geschichten, die man sich am Abend erzählt, von Studien, die man interessanten Themen widmet, von Musikabenden, Sonntagsausflügen, alljährlichen Familienreisen, Tanz und Fröhlichkeit, die jeden, auch den Vater, einbeziehen, und wobei jeder jedem hilft, sich des Lebens zu freuen.

Zum Familienleben gehört aber auch die sehr wichtige Einsicht, daß die Familie mit der großen Gemeinschaft, die sie umgibt, verbunden ist. Neben der Verantwortung, die in der Familiengemeinschaft die *Familie und Allgemeinheit*

135

Mitglieder füreinander tragen, haben sie die gleiche Verantwortung gegenüber der Allgemeinheit. Das Bewußtsein dafür gehört notwendig zur Reife-Entwicklung der Kinder. Es ist ein Teil des Reifwerdens, daß wir unser Ich von rein selbstsüchtigen Gesichtspunkten lösen und uns dem Wohl der anderen zuwenden. Wenn wir in den Kindern die Idee großziehen, daß Wohlstand und Glück der andern in unserer Gemeinschaft das wichtigste ist, dann verfügen sie über das richtige Hilfsmittel, um eine zufriedenstellende emotionale Einstellung zu erreichen; das Leben wird dann von der besten Art Freude erfüllt sein, die es gibt. Darüber hinaus wird sich durch die Idee, an der menschlichen Gemeinschaft mitzuwirken, in den Familienmitgliedern jene Güte, jenes Mitgefühl und Verständnis für andere Menschen entwickeln, ohne die niemand glücklich sein kann.

Was auch immer geschieht und was für Ereignisse uns zustoßen, die Kummer und Enttäuschung mit sich bringen – die Einstellung der ganzen Familie sollte immer sein: „Wir lassen uns davon nicht unterkriegen; wir werden uns alle besonders anstrengen, und es wird schon gut ausgehen!" Mit der Zeit fällt uns das immer leichter, und wenn die Familie erst Übung darin hat, wird sie sich nicht mehr so leicht die Laune verderben lassen. Man kann Kinder zu einem Grad von Reife erziehen, der sie befähigt, in ernsten Situationen wirkliche Helfer zu sein.

Nehmen wir einmal an, die ganze Familie hat sich bereit gemacht, um zu einem Picknick in die Umgebung zu fahren – da beginnt es zu gießen; na, wenn schon! Es macht doch gerade soviel Spaß, im Wohnzimmer Gesellschaftsspiele zu veranstalten und das Picknick später auf dem Wohnzimmerboden zu essen!

Wenn man sich daran gewöhnt, schon so geringfügige Störungen auf solche Weise zu behandeln, so wird man allmählich auch schwereren Anforderungen leichter gewachsen sein. Mutter wird krank und muß ins Hospital; jeder gibt sich doppelte Mühe, nicht nur bei der Arbeit, sondern auch, um die Stimmung der Familie und Mutters Stimmung aufrechtzuerhalten. Gerade jetzt ist es besonders wichtig, daß die ganze Familie die Nase in der Luft behält.

Die Aufgabe, einem Unglück die Stirn bieten zu müssen, kann zu einem Wettkampf gemacht werden; jeder einzelne sucht die beste Lösung, um mit der Aufregung fertig zu werden, und alle führen dann gemeinsam den besten Vorschlag aus.

Allgemeine gegenseitige Zuneigung in einer Familie ist leicht, wenn sie zwischen Vater und Mutter herrscht. Diese Liebe sollte jeden einschließen und niemals nur einseitig sein. Jeder soll das Gefühl haben, daß er für den Aufgabenkreis der Familie notwendig und unentbehrlich ist. Feindseligkeit zwischen den Kindern braucht es nicht zu geben, wenn sie in einem frühen Stadium unterbunden wird, und wenn zwischen Vater und Mutter keine Feindseligkeit existiert. Wenn es bei der Oberleitung der Familie Gezänk, Gekeife und Streit gibt, dann werden auch die Kinder so gut wie sicher zänkisch und bösartig. Und wenn sie selbst heiraten, beginnt ein neuer Kreis von törichter Streitsucht und Keiferei.

Ohne Liebe geht es nicht

Als Arzt wird man dieser albernen Kindsköpfe müde, deren Neigung füreinander meist schon vor dem ersten Ehejahr zu Ende ist. All das ist so gänzlich unnötig und kindisch! Man sollte eben nur heiraten, wenn man reif genug ist, um die Probleme zu bewältigen, die eine Ehe mit sich bringt. Bei ein bißchen gutem Willen, etwas mehr Einfühlung und Verständnis würde die gegenseitige Zuneigung mit den Jahren wachsen. Wenn die Eltern diese Zuneigung zueinander haben, kann man es zu einem Familiengesetz machen, daß keiner jemals mit einem der anderen zankt und streitet.

Eltern, deren Familienleben unglücklich ist, werden es vielleicht nicht glauben – aber in einer glücklichen Familie bedarf es keiner großen Disziplin. Ungezogene Kinder sind unglückliche Kinder. Wenn sie in einer fröhlichen, liebenswürdigen Atmosphäre leben, verschwinden zwei Drittel des Disziplinproblems von allein.

Vernünftige, aber freundliche Disziplin

Man muß Kindern natürlich bestimmte fundamentale Grundsätze beibringen, wie zum Beispiel Respekt vor den Rechten des andern und vor der Persönlichkeit des andern überhaupt. Sie sollten lernen, die Älteren zu respektieren; man sollte sie lehren, daß es *zweckmäßiger* ist, die Konvention nicht zu verachten und Gesetze nicht zu übertreten, und ihnen klarmachen, daß Ehrlichkeit und Rechtschaffenheit unerläßlich zum Fundament jeder Gemeinschaft gehören.

Sicherlich gibt es in jeder Familie einmal eine Situation, wo eine schärfere Disziplin notwendig wird. Dann sollte man sie vernunftgemäß damit begründen, daß wir so und so handeln müssen, weil es so für uns selbst am besten ist, und daß es schlecht für uns und unsere

Nächsten wäre, wenn wir anders handeln würden. Diese Notwendigkeit unseres Verhaltens kann durchaus in freundlicher, wohlwollender
Art erklärt werden; es wird gar nichts damit gewonnen, wenn man sie
mit einem Wutausbruch verknüpft. Für eine falsche Handlung sollte es
eine richtigstellende Erklärung geben und dann ein disziplinarisches
Mittel, das ohne Schwanken und Rückzieher angewandt wird. Es wird
kaum jemals notwendig werden, eine Strafe für die gleiche Unart zweimal anzuwenden.

Vertrauen und   Sehr wichtig ist, daß die Familie dem Kind ein Gefühl von Vertrauen
Freundlichkeit   gibt: nicht nur Vertrauen in finanzieller Hinsicht (auch wenn keine
Reichtümer vorhanden sind), sondern Vertrauen auf seinen Platz in der
Familie, die es achtet – sowohl um seiner selbst willen als auch, weil es
bereits an verantwortlicher Stelle zum Wohl und zur Freude der Familie
beiträgt. Selbst wenn ein Kind noch so ungeschickt und zurückgeblieben
ist, muß man ihm das Gefühl geben, daß es in der Familie genau so
nützlich und wichtig ist wie jedes andere.

Auf diese Weise wird ein grundlegendes seelisches Bedürfnis befriedigt und ein wichtiger Schritt vorwärts zur Reife-Entwicklung getan.

Wir müssen uns stets vor Augen halten, daß das Familienleben zu
jeder Zeit, jetzt und sofort, in ständigem gegenseitigem Freudemachen
besteht. Wenn der Vater dem Sohn in der Diele begegnet oder wenn
Mary mit Mutter zusammen in die Küche geht – immer ist Gelegenheit
für ein herzliches Wort zur gegenseitigen Freude der Familienmitglieder gegeben. Die gegenseitige Freude, das heitere Wort, ein bißchen Spaß, ein Lächeln, jetzt und sofort – das eben bedeutet Familienleben.

Natürlich: *jetzt und sofort!* Auf was warten wir? Warum warten wir?
Dies ist der richtige Augenblick – der richtige Augenblick, sich seine
Zuneigung zu zeigen – der richtige Augenblick, die Familiengemein-
schaft zu festigen – jetzt ist der Augenblick – warum länger warten?
Es ist gut und recht, Zukunftspläne zu machen; aber verschwenden Sie
nicht Ihre Gegenwart an die Zukunft!

Einschätzung   Halten Sie hier einmal in Ihrer Lektüre inne und fragen Sie sich selbst:
der Familie   „Zu was für einer Art von Familie gehöre ich?" Ist es eine Familie, die
die falsche Art von Emotionen, funktionelle Erkrankungen, persönliche

Schwierigkeiten und Unglück erzeugt? Wenn dem so ist, dann seien Sie ehrlich genug und geben Sie es zu.

Danach kommt der nächste Schritt: Gehen Sie Ihren Angehörigen mit gutem Beispiel voran!

Dann der übernächste Schritt: Beraten Sie sich mit Ihrer Frau oder Ihrem Mann, einschließlich der Kinder, falls sie groß genug sind; besprechen Sie alles und hecken Sie einen Plan aus, wie auch Ihre Familie zu einer Stätte werden kann, wo jeder von ihnen sicher sein darf, Hilfe und Aufmunterung zu finden, wenn es ihm einmal schlecht geht.

Seien Sie versichert: Ihre Familie kann zu einem Mittelpunkt guten und glücklichen Lebens werden und den Weg zu Reife und seelischer Ausgewogenheit finden, wenn Sie die Grundsätze befolgen, die in diesem Kapitel aufgestellt wurden.

DER WEG ZU SEXUELLER REIFE

Es gibt einen sehr wichtigen Punkt im menschlichen Leben, in dem unsere Erziehung nichts oder Schlimmeres als nichts zustande gebracht hat. Dieser Punkt ist die sexuelle Frage.

Die meisten Menschen zeigen in ihrem Geschlechtsleben mehr Unreife als auf irgendeinem anderen Gebiet menschlichen Tuns. Darum kommen zu den Ärzten so viele Leute, deren emotionale Belastung mit ihrer Unreife in geschlechtlichen Dingen intim verknüpft ist. Es gibt eine erschreckend hohe Anzahl von Menschen, die in ihren Geschlechtsbeziehungen nichts als Unglück angerichtet haben, oder die umgekehrt durch ihr Geschlechtsleben in tiefes Unglück geraten sind.

Reife muß auf jedem Gebiet erlernt werden. Wie kann man also irgend jemanden wegen seiner Unreife im Sexuellen tadeln, wenn niemals ein vernünftiger Versuch gemacht worden ist, ihm den Weg zur Reife zu zeigen? Nur die Gesellschaft mit ihren Einrichtungen – Familie, Schule, Kirche – ist für die Erziehung verantwortlich; wem also kann man außer ihr Erscheinungen wie Sexualverbrechen, Sexualbelastung und sexuelles Unglück zum Vorwurf machen?

Biologie und Zivilisation Der Sexual-Instinkt ist im Vergleich zu anderen Instinkten beim Menschen verhältnismäßig schwach entwickelt. Das biologische Bedürfnis nach Nahrung ist viel stärker, ebenso der Wunsch nach Sicherheit. Ein Mensch kann lange Zeit, sogar ein Leben lang, ohne Befriedigung des Sexualbedürfnisses auskommen; aber keiner kann auf längere Zeit ohne Nahrung und Sicherheit existieren.

Die verhältnismäßig geringe Kraft des Sexualinstinktes wird ferner durch die Tatsache erhellt, daß das gemeinschaftliche Bemühen, das wir ‚Zivilisation‘ nennen, hauptsächlich darauf hinzielt, sich Nahrung und Sicherheit zu verschaffen; nicht aber sexuelle Befriedigung. Unsere Zivilisation hätte sich zweifelsohne auch in dieser Richtung entwickelt,

wenn der Geschlechtstrieb das stärkste und forderndste unserer biologischen Bedürfnisse wäre.

So wie unsere biologischen Bedürfnisse und unsere Zivilisation beschaffen sind, ist es jedem gestattet, gemeinsam und öffentlich zu essen
oder gemeinsam und öffentlich nach Sicherheit zu streben; aber schon
vor Tausenden von Jahren wurde offenbar, daß die Basis unserer zivili-
sierten Gesellschaft zerstört würde, wenn es erlaubt wäre, diese offene
Gemeinsamkeit auf das Sexualleben auszudehnen. Die sozialen und
wirtschaftlichen Folgen einer völligen sexuellen Vermischung wären
nicht auszudenken.

Da wir für unsere Existenz die Vorteile einer Gesellschaftsordnung **Notwendige**
brauchen, wie unsere Zivilisation sie bietet, haben wir im Hinblick **Zügelung**
auf den Geschlechtsinstinkt die einzig mögliche Richtung eingeschlagen:
wir haben ihm wohlüberlegte Fesseln angelegt. Und genau daher kommt
nun unser Sexualproblem.

Wenn man etwas so Grundlegendes wie einen biologischen Instinkt
in Fesseln legen will, ohne den Menschen unsicher zu machen, dann
gibt es nur einen Weg: nämlich ihm durch gute Erziehung beizubringen,
wie er innerhalb dieser Fesseln mit diesem seinem Instinkt fertig werden
kann. Leider reichte aber die Weisheit unserer Zivilisation nicht aus,
um den richtigen Erziehungsweg zu erkennen und aufzuzeigen.

Kann man sich da wundern, daß wir soviel Schwierigkeiten mit dem
Geschlechtsleben haben? Man muß sehr vorsichtig sein, wenn man
einen Korken auf ein Gefäß mit hochexplosivem Inhalt drückt; entweder fliegt der Verschluß heraus oder das Gefäß zerspringt.

Je mehr man sich mit einem so schwierigen Problem wie dem Geschlechtsleben befaßt, um so mehr wundert man sich, daß wir Menschenwesen noch so gut vorankommen, wie wir es tatsächlich tun, und
um so mehr ist man überzeugt, daß wir doch eine wirklich bemerkenswert stabile Rasse sind. In Wirklichkeit wursteln wir auch auf diesem
Gebiet einfach weiter.

Sigmund Freud und andere Psychoanalytiker haben die Idee ent- **Haupttrieb-**
wickelt, daß Sexualität die Haupttriebfeder der menschlichen Persön- **feder des**
lichkeit sei. Richtig ist, daß geschlechtliche Dinge aus den vorerwähn- **Menschen?**
ten Gründen bei uns Menschen viel Kummer und Verwirrung anrichten;

aber nicht darum, weil Sexualität die Haupttriebfeder wäre. Im Rahmen der biologischen Bedürfnisse ist Sexualität – wie schon erwähnt – eine nur verhältnismäßig kleine Feder, die aber freilich das ganze Getriebe in Unordnung bringen kann. Das kommt von folgenden Faktoren:

1. Jeder Mensch besitzt sexuelle Bedürfnisse.

2. Unsere Zivilisation gebietet, dieses Bedürfnis zu einem überwiegenden Teil zu bändigen, so daß es zwar noch der Erhaltung der Art dient, aber die soziale und wirtschaftliche Struktur nicht über den Haufen werfen kann.

3. Obgleich die Gesellschaft diese Bändigung verlangt, bemüht sie sich nicht darum, ihren Mitgliedern systematisch zu zeigen, wie sie ohne Schädigung mit dem Sexualbedürfnis fertig werden können.

4. Andererseits gibt es Gruppen der Gesellschaft, die die Sexualbedürfnisse der Menschen absichtlich aufstacheln; hauptsächlich, weil sie dabei ihren Profit finden.

Viele Geschäftsunternehmungen machen ihr Geld damit, daß sie den Explosivstoff im verschlossenen Gefäß schütteln. Diese Methode war noch nie so gut ausgebildet wie in den letzten fünfzig Jahren; sie gehört zu den Hauptgründen dafür, daß ein Drittel aller Heiraten mit Scheidung endet.

Reklame, Zeitungen, Illustrierte, Kinos und Fernsehen haben entdeckt, daß alles ‚Pikante‘ für die ungestillten Sehnsüchte und das überschüssige Geld eines sexuell unerzogenen Publikums einen großen Anziehungspunkt bildet. Es bringt das Geld ins Rollen; aber das wirkt sich schlimm für diejenigen aus, die durch ihre angestachelten sexuellen Wünsche in emotionale oder gesetzliche Schwierigkeiten geraten. Da sind diese Jungen (oder unentwickelten Erwachsenen), die so schwer mit ihren sexuellen Neigungen fertig werden – sie schlagen eine Illustrierte auf, irgendeine unserer besseren wöchentlich erscheinenden Illustrierten, und finden auf jeder Seite aufreizende ‚Pikanterien‘. Die sexuellen Sehnsüchte, die sie vielleicht gerade zu unterdrücken versucht haben, werden erneut aufgestachelt; die Phantasie wird aufgestachelt, ein neuer Komplex belastender Emotionen wird aufgestachelt. Wenn unsere Jungen (oder unentwickelten Erwachsenen) jetzt die Energie aufbringen, einen Punkt zu machen, dann ist noch einmal alles gut gegangen. Aber sie können diesen Aufreizungen auch erliegen – und dann ist das Unglück meist nicht mehr fern.

Skrupellosigkeit ist um die Mitte des 20. Jahrhunderts eine besonders beliebte Sache geworden. Ein Mensch, der nicht skrupellos in Liebesdingen ist, kann nicht beanspruchen, als modern zu gelten. Im allgemeinen versteht man unter Skrupellosigkeit verschieden hohe Grade von Hemmungslosigkeit in bezug auf sexuelle Tabus. Natürlich gibt es verschiedene Ebenen oder Tiefen dieser Art von Einstellung. Es beginnt mit gewagten Geschichten in Gegenwart von Frauen (je lauter und gewagter, um so moderner) und entwickelt sich weiter zum Unterricht in grober illegaler Intimität, in der die Intimität gradweise anrüchig und die Illegalität immer bitterer wird. *Skrupellosigkeit ist Unreife*

Die Philosophie, aus der diese Einstellung sich nährt, nimmt an, daß Skrupellosigkeit gleich sexueller Reife sei – Reife in dem Sinn, den wir im 7. Kapitel definiert haben als die Fähigkeit, das menschliche Leben mit einem Minimum von Kummer und einem Maximum von Freude zu führen.

Die Philosophie der Skrupellosigkeit besteht aus zwei verschiedenen Teilen. Manche bekennen sich nur zum ersten Teil, andere zu allen beiden.

Der erste Teil behauptet, daß das durch übersteigerte Sexualbedürfnisse bedingte Elend deshalb so groß sei, weil die Sexualität als ein menschliches Unglück betrachtet werde, als eine schmutzige Angelegenheit, die selbst innerhalb der Ehe nur mit Einschränkung erlaubt sei. Dieser Teil jener ‚Philosophie der sexuellen Skrupellosigkeit‘ stimmt zweifelsohne. Ich bin durchaus gleicher Ansicht.

Der zweite Teil dieser Philosophie vertritt die Auffassung, daß das Geschlechtsleben ein jederzeit blühender Sport sei; daß jede Freiheit gestattet wäre und man das Spiel auf allen Seitenwegen der sogenannten Liebe spielen dürfe.

Dieser zweite Teil ist ein grober Irrtum; das erfahren die meisten, die es am eigenen Leib erleben mußten. Fast ausnahmslos erweist sich der abgepflückte Apfel als eine viel weniger schmackhafte Frucht, als er auf dem Baum zu sein schien; und was noch schlimmer ist, er enthält den Wurm der Enttäuschung. Zu spät erkennt der Skrupellose, daß es viel leichter ist, sich aus einem Unglück herauszuhalten als wieder herauszufinden, sobald man erst einmal hineingeraten ist.

Ein Mensch mit starken Sexualbedürfnissen, die er ableugnet und unterdrückt, kann das Opfer eines schweren akuten oder chronischen

Angstzustandes werden. Wenn er aber seine Zuflucht zur Befreiung durch ‚Skrupellosigkeit‘ nimmt, wird er unter genau so schweren Angstzuständen leiden.

Wer sich der ‚Skrupellosigkeit‘ verschreibt, muß damit rechnen, daß das Gesetz sich seiner bemächtigen und er vor Gericht kommen kann; aber das ist noch keineswegs der Gipfel seiner Sorgen. Er muß lügen – das wirkt persönlich degradierend; er lebt in ständigem Schrekken, in ständigen Schuldgefühlen. Eine zerstörte Ehe kann die Folge davon sein, oder noch schlimmer – eine Ehe, in der nichts mehr glatt geht; am schlimmsten ist die Ehe, in der heranwachsende Kinder unter einer schlechten seelischen Atmosphäre leiden müssen.

Was ein kindischer, törichter, ‚skrupelloser‘ Erwachsener sich selbst antut, das ist schließlich größtenteils seine eigene Angelegenheit. Aber es verläßt den Bezirk des Persönlichen, wenn das Leben der Kinder ruiniert wird, weil ihre Eltern ihnen falsche emotionale Vorbilder mitgeben.

Es gibt Kreise, in denen geschlechtliche Irregularität so üblich geworden ist, daß es dort eine Angst vor ‚Entdeckung‘ kaum mehr gibt, weil man dort auch Begriffe wie Ehre oder Unantastbarkeit der Ehe nicht mehr kennt. Aus meinen Gesprächen mit anderen Ärzten weiß ich aber, daß gerade bei Leuten dieser Kreise funktionelle Erkrankungen erschreckend stark verbreitet sind.

Andere Formen sexueller Unreife
Ich habe über die ‚Skrupellosigkeit‘ zuerst gesprochen, weil so viele Menschen sie fälschlich für sexuelle Reife halten. Aber es gibt andere Formen sexueller Unreife, die noch viel mehr Gefühlsüberlastung erzeugen als die ‚Skrupellosigkeit‘.

Während eines einzigen Jahres erscheinen in den Praxisräumen eines Arztes eine Menge Menschen, die an gefühlsbedingten Krankheiten leiden, weil sie sexuell unreif in die Ehe getreten sind. Ebenso, wenn auch seltener, begegnen uns junge oder unverheiratete Menschen, deren sexuelle Unreife gleichfalls zur Quelle emotionaler Belastung wird.

Die Jugend ist am Erwachen ihrer geschlechtlichen Neugierde ebenso unschuldig wie zuvor an ihrem Bedürfnis zu essen; aber die Haltung ihrer älteren Angehörigen läßt die ganze Angelegenheit sofort als etwas Schlechtes und zugleich Geheimnisvolles und dunkel Verlockendes erscheinen. Der junge Mensch erhält den Befehl, sich zu enthalten; gleichzeitig aber ist er den verschiedensten Sexualvorstellungen preisgegeben, und ebenso der naheliegenden Versuchung, sich durch eigene Erfahrung selbst ein Urteil zu bilden.

Die größte Schwierigkeit aber liegt darin, daß aus wirtschaftlichen Gründen die Heirat zehn bis fünfzehn Jahre über das Erwachen des Triebes hinausgezögert werden muß. Hier wären etwas mehr Einsicht und Überlegung von seiten der Gesellschaft dringendst zu wünschen. Indessen sind die Anweisungen und Ratschläge, die man gegenwärtig den jungen Menschen noch gibt, ausgesprochen schlecht und irreführend.

Der Geschlechtstrieb des jungen Menschen führt ihn in eine von drei Richtungen:

Zum ersten hat er vielleicht das Glück, einen Partner mit dem notwendigen Maß an Charakter und Vernunft zu finden, der ihm hilft, sich die notwendigen Beschränkungen aufzuerlegen.

Zweitens kann er die Schranken niederreißen und mit dem Geschlechtsleben zu experimentieren versuchen; wenn er es gewaltsam tut, kann er dabei in erhebliche Konflikte mit dem Gesetz kommen. Übersteigt er die Schranken vorsichtiger, kann er dennoch in Schwierigkeiten der Art geraten, über die wir schon gesprochen haben.

Als dritter Ausweg bleibt die Onanie.

Viele Menschen kommen mit einer seelisch bedingten Krankheit zum Arzt, die darauf zurückgeht, daß sie durch starke und gewohnheitsmäßige Onanie in Angst und Schrecken geraten sind.

Onanie, eine Quelle negativen Gefühlslebens

Eine achtundzwanzigjährige unverheiratete Frau litt beispielsweise an Müdigkeit, Kopfweh und vielen anderen Symptomen; sie war überzeugt, daß ihre gewohnheitsmäßige Onanie die Grundlagen ihrer Gesundheit erschüttert hätte. Die Symptome hatten sich verschlimmert, nachdem ihr ein altes Familiengesundheitsbuch in die Hände gefallen war, dessen Verfasser fürchterliche physische Konsequenzen – wie Unfruchtbarkeit, Tumore, Herzkrankheiten, Krebs und Irrsinn – als unweigerliche Folgen der Onanie aufzählte. Der Autor des Artikels war ein erheblich besserer Moralist als Wissenschaftler; eine Tatsache, von der die arme Person nichts wußte. Sie hatte das Gefühl, bereits die gesamten körperlichen Verfallserscheinungen zu besitzen, die der Verfasser beschrieb, und war sicher, auch den Verstand zu verlieren. Ihre Ängste hatten bereits einen Punkt erreicht, wo sie unfähig war, ihre normale Arbeit zu tun.

Es gibt eine andere Abart negativer Gefühle als Folge von Onanie, die noch geeigneter ist, seelisch bedingte Krankheiten zu erzeugen. Es kommt zu diesen Emotionen, weil die Gewohnheit der Selbstbefriedigung den Betreffenden dazu bringt, sich in sich selbst und eine selbstgeschaffene Traumwelt zurückzuziehen. Er wird introvertiert, lebt gesellschaftlich isoliert und bevorzugt ein Leben in seiner Traum- und Phantasiewelt. Als Folgeerscheinung fehlt es ihm an Kontakten zur Welt des Wirklichen. Es fehlt ihm an Entschlußkraft; unproduktiv, unglücklich und allein stolpert er durchs Leben. Seine Gefühle erschöpfen sich vorwiegend in Brüten, Reue und allgemeinem Unglücklichsein. Er oder sie stellen ein Bild bedauernswerter Rückentwicklung dar.

Einfach ausgedrückt – Onanie ist Unreife. Sie ist eine kindische Art, eines unserer Grundbedürfnisse zu befriedigen. Wie alle anderen Formen der Unreife bleibt sie in einer Welt, die nach Reife verlangt, eine große Torheit.

Die Homosexualität Es gibt nicht wenige Menschen, die infolge des Schuldgefühls, der Schwierigkeiten, des Schimpfes, die als Begleiterscheinungen ihrer homosexuellen Neigungen auftreten, zur Verzweiflung getrieben werden. Ihre Sexualität wurzelt tief in persönlichen Schwierigkeiten, die eine individuelle Behandlung erfordern. Folglich wollen wir in diesem Buch eine weitere Diskussion darüber ausschalten und lediglich dem Leser versichern, daß heranwachsende Kinder, deren Leben mit großen äußeren Anregungen ausgefüllt ist, und die von Haus aus zu kritischem Denken und Handeln angehalten werden, einer sexuellen Verführung auf diesem Gebiet nicht ausgesetzt sind. Auch brauchen sich die Eltern keine Sorgen über die Gefahr zu machen, die ihren Söhnen und Töchtern durch den Kontakt mit Homosexuellen und die Möglichkeit unnatürlicher Geschlechtsbeziehungen drohen könnte. Eine sorgsame Forschungsarbeit hat zu der Erkenntnis geführt, daß Menschen, welche homosexuelle Beziehungen eingehen, bereits entschieden homosexuell veranlagt waren, bevor sie den Verführer kennenlernten.

Noch eine andere falsche Vorstellung bedarf der Korrektur: daß es nämlich die ausgesprochen femininen Männer oder die ausgesprochen maskulinen Frauen seien, die am meisten Neigung zur Homoerotik hätten. Es besteht da überhaupt kein Zusammenhang. Der männliche Homoerotiker kann genau so gut dem athletischen männlichen Typ angehören, und die weibliche Homoerotikerin kann ein vollkommen femininer Typ sein. Der bedauernswerte feminine Mann und die unglückliche maskuline Frau haben auch schon ohne diese falsche Auffassung gerade Schwierigkeiten genug.

Sexuelle Schwierigkeiten in der Ehe sind äußerst häufig und tragen in hohem Maße dazu bei, emotionale Belastungen hervorzurufen und zur Grundlage einer Entfremdung zu werden, die schließlich zur Scheidung führt; stets sind diese Schwierigkeiten durch sexuelle Unreife eines oder – gewöhnlich – beider Partner verursacht. Es gibt viele Abarten von Sexualschwierigkeiten in der Ehe, von denen wir natürlich nur die häufigsten erwähnen können. *Sexuelle Unreife in der Ehe*

Meistens beginnen diese Schwierigkeiten in den Flitterwochen, die für die meisten Neuvermählten das Ende der Traumwelt bedeuten, als welche die Jugend sich die Ehe ausmalt. Die übliche Erfahrung in den Flitterwochen ist, daß die beiden jungen Leute die Vereinigung lange nicht so herrlich finden, wie sie vorher dachten, und sich gegenseitig die Schuld daran zuschieben. Wenn beide über die ersten Jahre hinwegkommen, in denen ihre Erlebnisse unsicher zwischen Enttäuschung und Erfüllung hin- und herschwanken, dann werden sie nach dreißig Jahren vielleicht erkennen, daß jenes Erlebnis doch noch zu einem Licht ihres Lebens geworden ist, auch wenn sie es während ihrer Flitterwochen als Schatten empfunden haben.

Die meisten jungen Männer haben bei der Eheschließung die Phantasie von Kaninchen, die romantische Fähigkeit von Faultieren und die sexuelle Technik von Austern. Mischen Sie diese Kombination mit den Ängsten, dem Unbehagen und den verkehrten Aufklärungen, mit denen das Mädchen ausgestattet wurde, und es wird Ihnen nicht schwer fallen, sich Nächte voll abstoßender Erlebnisse vorzustellen.

Falls das Paar über ein genügendes Maß von Reife, das heißt von Zuneigung, Verständnis, Kameradschaft und gutem Willen verfügt, dann braucht noch nichts verloren zu sein, und das Eheschifflein kann noch vor dem Scheitern bewahrt werden. Aber bei vielen Paaren, die durch keine Reife auf anderen Gebieten ihre sexuelle Unreife auszugleichen

vermögen, erwächst aus der Desillusionierung des Anfangs der endgültige Bruch, der ihrer Ehe ein Ende setzt.

Die aus sexueller Unreife entstandenen seelisch bedingten Krankheiten, die schließlich einen oder beide Partner in die ärztliche Sprechstunde führen, zentralisieren sich sehr häufig in der Frigidität der Frau.
Mehr als vierzig Prozent der verheirateten Frauen in meiner Praxis
haben keinerlei sexuellen Genuß in der Ehe und bereiten ihrerseits
ihren Männern einen nur sehr geringen Genuß. Ist die Frau glücklich?
Nein – unglücklich. Ist der Mann glücklich? Nein – genau so unglücklich.

Frigidität –
meist Schuld
des Mannes
    Viel von dieser weiblichen Frigidität ist nicht die Schuld der Frau,
sondern resultiert in erster Linie aus der ungeschickten, selbstsüchtigen
Technik des Ehemannes; nicht nur während der delikaten ersten Erlebnisse der Ehe, sondern unverändert immer so weiter.

Viele Frauen sagen ungefähr Folgendes: „Er denkt an nichts als an
seine eigenen Wünsche. Ich bleibe kalt und angeekelt. Es macht mich
nur noch nervös. Die ganze Geschichte ist mir widerlich."

Stets stellt sich heraus, daß diese Männer in anderen Bezirken des
Lebens genau so unreife Kinder sind wie im Geschlechtsleben. Geistig
sind sie bei dem Reifestadium eines Achtjährigen stehengeblieben;
körperlich haben sie es bis zu Haaren auf der Brust gebracht. Viele,
unter anderen Voraussetzungen hervorragende Frauen wurden durch
diese weitverbreitete Sorte unfähiger und unreifer Ehemänner in chro-
nisches Unglück gestürzt. Auch wenn die Frau sich Mühe gibt, die
Situation mit philosophischer Ruhe zu nehmen – die Situation stellt
sich eben einfach als zu schwierig für sie heraus.

Bei einer verhältnismäßig kleineren Zahl von Frauen kann Frigidität
das Ergebnis falscher Sexualerziehung in der Kindheit sein; ich habe
von einem solchen Fall im 7. Kapitel berichtet.

Frigidität der Frau vermag zudem eine andere heikle eheliche Schwierigkeit zu verursachen – die Untreue des Ehegatten. Wie einmal ein
englischer Graf sagte: Es sei ihm sehr viel lieber, wenn seine romanti-
schen Bemühungen durch die heißen, beglückten Umarmungen der
Kammerzofe erwidert würden, als wenn er unter der zurückhaltenden
Kälte der Gräfin zu leiden habe. Jeder Mann, Graf oder Nicht-Graf, ist
aus dem gleichen Stoff geschaffen!

Eine andere bekannte Quelle ehelicher Schwierigkeiten ist die Unfähigkeit der Partner, sich über den üblichen Unterschied des Sexualhungers bei Mann und Frau klar zu werden. Im allgemeinen regt sich der Sexual-Instinkt bei Männern öfter als bei Frauen. Solange die Partner diese Verschiedenheit nicht anerkennen und nicht jeder dem anderen auf mindestens halbem Weg entgegenzukommen versucht, können daraus Gereiztheit, Verstimmung und Mißvergnügen entstehen. Diese allgemein verbreitete Schwierigkeit läßt sich nur dann vermeiden, wenn beide genug Reife besitzen, um die individuellen Nöte und Wünsche des anderen zu respektieren.

Es gibt noch viele andere Abarten von Schwierigkeiten in den so vielfältigen ehelichen Beziehungen. Wir wollen sie nicht alle aufzählen, sondern nur noch einmal sagen, daß sie fast alle von Unreife herrühren und durch wachsende Reife weitgehend ausgeglichen werden können.

Sexuelle Reife beginnt mit der Einsicht, daß das Geschlechtliche an sich nichts Schlechtes ist und bei richtigem Gebrauch das Leben bereichert und seine Freuden steigert. **Sexuelle Reife**

Die Formel ‚richtiger Gebrauch‘ ist der Schlüssel zum Ganzen. ‚Richtiger Gebrauch‘ bedeutet in erster Linie, daß wir die bestehenden Beschränkungen geschlechtlicher Betätigung als notwendig und gut anerkennen, solange wir die soziale und wirtschaftliche Lebensform, die wir Zivilisation nennen, aufrechtzuerhalten suchen.

‚Richtiger Gebrauch‘ bedeutet ferner die Fähigkeit, den sexuellen Teil der Ehe zu einem befriedigenden, vollständigen und immer schöneren Erlebnis für Mann und Frau zu gestalten. Dies ist die andere Seite der Reife – die Fähigkeit, aus dem Leben so viel Freude wie irgend möglich zu gewinnen.

Es gibt keine vorbildliche, nicht einmal eine gute Lösung der sexuellen Frage für die Jugend. Das beste, was man tun kann, um ihr zu helfen, ist die Beachtung einiger Faktoren, die ihnen bei der Überwindung dieser Dinge helfen können. **Lenkung der Jugend**

Das erste, was wir für die Jugend tun können, ist, in dieser ganzen Frage offen zu sein. Es hat keinen Sinn, den jungen Leuten zu sagen, sie hätten keine Probleme, oder ihnen vorzumachen, sie hätten sie, falls wirklich vorhanden, selbst heraufbeschworen. Am besten legt man die

Karten offen auf den Tisch und gibt zu, daß die Eltern dieselben Probleme hatten – und daß es auch für sie, genau wie jetzt für die Jugend, vor der Ehe tatsächlich keine restlos zufriedenstellende Antwort gegeben hat. Weiter sollten wir versuchen, die jungen Menschen darüber aufzuklären, daß auch die Ehe nur eine zufriedenstellende Lösung sein kann, wenn man bereits vor der Eheschließung zur notwendigen Reife gelangt ist.

Die zweite Hilfe: die Älteren dürfen niemals darauf bestehen, ja nicht einmal darauf anspielen, daß der sexuelle Trieb gewaltsam aus der Vorstellung verdrängt werden müsse. Statt dessen sollte die Vorstellungswelt des jungen Menschen mit Interessen und Wünschen anderer Art reich ausgefüllt werden; es gibt genug, was das Beste in der Seele junger Menschen anzusprechen vermag.

Hierher gehört der Trieb, sich in einem Sport hervorzutun; der Wille, ein Handwerk geschickt auszuüben; der Wunsch, beliebt in der Gesellschaft zu sein, oder auch das Verlangen, der Allgemeinheit zu dienen. Der Reichtum dieser Zielsetzungen wird nicht nur den jungen Menschen befähigen, die meiste Zeit über seine sexuellen Wünsche zu vergessen, sondern wird auch die Reife in ihm entwickeln, die für seine Zukunft so wichtig ist.

Allgemeine geistige Reife und Denkfähigkeit sind der beste Weg auch zu sexueller Reife. Eine Familie, die dem jungen Menschen das Gefühl gibt, daß er nicht auf sich allein gestellt ist; eine Erziehung, die in ihm das Bewußtsein erweckt, ein nützliches Mitglied der Gesellschaft zu sein; guter Verstand und gesunde Allgemeinanschauungen – das sind die besten Mittel, um den Sexualtrieb in eine Angelegenheit von sekundärer Bedeutung zu verwandeln. Eine solche Umschmelzung der Interessen und entsprechende Entwicklung neuer Triebe ist in erster Linie Aufgabe der Familie; außerdem die der Schulen, der Kirche und der Jugendvereinigungen.

Die Notwendigkeit von Freizeitheimen für die Jugend wird von unseren Gemeinden meist unterschätzt, und wenn sie solche schaffen, dann geschieht es fast stets auf recht knauserige Art. Ein gutes Jugendheim, bestimmt dafür, die Interessen der Jugend in ihrer Freizeit zu fördern, ist aber die wichtigste Organisation außerhalb der Familie. Jede Gemeinde, der die Interessen ihrer jungen Leute wirklich am Herzen liegen, sollte lieber noch auf gepflasterte Straßen und städtische

Wasserversorgung verzichten als auf Errichtung eines solchen Jugend-heims.

Die dritte Hilfe besteht darin, daß die Erwachsenen das sexuelle Feuer der Jugend so wenig wie möglich anfachen sollten. Es ist durch-aus lobenswert, die Sexualität aus der Prüderie des 19. Jahrhunderts zu befreien; aber es bleibt noch immer notwendig, daß Eltern, Lehrer, Psychologen und Nervenärzte sich die Mühe machen, junge Menschen über die Gefahren bestimmter Halbheiten und gewisser Grenzbezirke aufzuklären; ebenso über die Gefahren übertriebener sexueller Auf-reizung, unter Voraussetzungen, die zu keiner wirklichen Erfüllung führen können.

Ich habe in meiner Praxis Schulmädchen erlebt, die entweder schwanger, oder, fast noch schlimmer, das Opfer falscher Gefühlsreak-tionen geworden sind, die sie als Folge jener Halbheiten ihr Leben lang mit nervösen Schwierigkeiten belasteten. Wenn junge Leute durch Sexualliteratur, Sexualfilme und entsprechende Erzählungen älte-rer Familienangehöriger überreizt werden, so dürfen die Eltern sich nicht wundern, wenn die Heranwachsenden einen natürlichen Ausweg aus ihrer geschlechtlichen Spannung suchen. Im großen und ganzen gibt unsere Gesellschaft der Jugend die schlechtesten Karten in die Hand und verlangt dann von ihr, sie solle ein gutes Spiel spielen. Die Rech-nung wird durch die gegenwärtige Scheidungsziffer und die wachsenden Eheschwierigkeiten präsentiert. Am Schluß zahlen alle für die Torhei-ten der Allgemeinheit.

So beklagenswert die falsche Behandlung des Geschlechtlichen vor der Ehe sein mag, so ist es doch noch beklagenswerter, wenn dadurch über ein verheiratetes Paar die Schatten negativer Emotionen herauf-beschworen werden. Man weiß, wie häufig das der Fall ist. *Sexuelle Reife in der Ehe*

Die goldene Regel von Verständnis, Güte und Einfühlung ist genau so gut die Grundlage des ehelichen Geschlechtslebens wie die Grund-lage jeder reifen Gesellschafts-Ethik. Im Augenblick ihrer Heirat haben die meisten Menschen füreinander das Gefühl, das wir Liebe nennen. Sie ist unerläßlich; aber wenn nicht Verständnis, Güte und Einfühlung als seelische Basis beider Partner hinzukommen, so werden Enttäu-schung und Gewissensbisse, Zank und Unbefriedigtsein nur zu bald an Stelle dieser Liebe treten.

In der Ehe sollte die Geschlechtsbeziehung ein wirklicher Zusammen-
klang sein, bei dem keiner den Genuß auf Kosten des anderen sucht,
und jeder mehr den Wunsch nach der Freude des anderen hat als nach
eigenem Genuß. Mit der Zeit erkennen die Ehepartner, daß gegenseitige Beglückung etwas viel Größeres ist als das Geschlechtliche; daß
dazu viel mehr gehört als nur Sexualität, aber daß diese einer ihrer wichtigsten Bestandteile ist.

Wenn zwei verheiratete Menschen gemeinsam den Zustand der Reife
erlangt haben, dann wird auch das Geschlechtsleben in der Ehe zu ge-
genseitiger Frage und Antwort, zu Geben und Empfangen, Entzückung,
Überraschung, Spannung werden – vollendet durch den ständigen Wan-
del von Angriff und Hingabe, Leidenschaft und Entspannung.

Bei zwei solchen Menschen wird sich die Freude, dem anderen Freude zu bereiten, mit dem Glück der eigenen Freude und dem Wissen um
das Glück, das der Partner empfängt und das er zurückgeben möchte,
so tief vereinen, daß die beiden Individuen untrennbar werden und im
Lauf der Jahre wirklich zu einer Einheit verschmelzen.

Egoismus und Ichbezogenheit sind Kindheitshemmungen. Nur der
ist wahrer Zuneigung fähig, der sich selbst und seine eigenen Interessen
vergessen kann, um Glück und Wohlergehen des anderen an die erste
Stelle zu rücken. Wenn Mann und Frau dazu imstande sind, werden sie
weder häusliche noch sexuelle Schwierigkeiten haben. Die Fähigkeit
beider Ehepartner, sich für das Wohl des anderen einzusetzen, bildet
die Voraussetzung für eine glückliche Ehe.

Das Nächste, was im Familienleben – zwischen Mann und Frau und
später zwischen Eltern und Kindern – beobachtet werden muß, ist der
Grundsatz, daß wir *heute, jetzt und sofort* freundlich und duldsam zueinander sein und unsere Aufgaben mit Freude erfüllen müssen. Streit und
Zank haben völlig und für immer auszuscheiden; es kann damit ja nicht
das geringste erreicht werden. Unter keinen Umständen gibt es dafür
eine Rechtfertigung.

,Aus dem Häuschen geraten.'   Es gibt eine psychologische Schule, nach deren Auffassung das ,aus
dem Häuschen geraten' der beste Weg ist, um mit etwas Üblem fertig
zu werden. Die Sache stimmt nicht. Es dient keinem guten Zweck,
wenn man aus dem Häuschen gerät; wenn man es erst einmal getan hat,
wird es immer häufiger passieren. Wenn beide, Mann und Frau, ge-

wohnheitsmäßig aus dem Häuschen geraten, dann bricht meist früher oder später etwas zusammen, Geduld oder Zuneigung oder der Wille zur Gemeinsamkeit. Kinder können aus dem Häuschen geraten. Erwachsene, die das nötig finden, sind kindisch geblieben.

Die Ehe soll und kann auf folgender Voraussetzung aufgebaut sein: „Wir können unser Leben gegenseitig glücklicher gestalten, indem wir zusammenleben; keiner von uns hat ein Recht, den anderen auch nur einen Augenblick unglücklich zu machen." Das wird zu einer ganz einfachen, zufriedenstellenden und praktischen Formel, wenn Mann und Frau füreinander auch nur ein bißchen Sympathie, Verständnis und Zuneigung haben.

In einer solchen Atmosphäre wird die sexuelle Seite der Ehe zu einem sich ständig entwickelnden Erlebnis, das beide Teile einander immer unentbehrlicher macht.

Jungverheiratete Paare sollten einiges über die Anatomie und Physiologie des Geschlechtes wissen. Denn Unwissenheit ist auch auf diesem Gebiet das einzige Hindernis der Entwicklungsmöglichkeit. Wenn ich junge Paare treffe, deren ganze Ehe infolge ihres unbefriedigten Geschlechtslebens schief zu gehen droht, dann empfehle ich ihnen die Lektüre einer vernünftigen und genauen Darstellung geschlechtlicher Beziehungen. Ich empfehle ihnen, sie gemeinsam zu lesen.

Wenn eine Ehe anfängt, Risse zu zeigen, dann müssen beide, Frau und Mann, aus allen Kräften versuchen, besonders freundlich und menschlich miteinander umzugehen, um ihre Probleme gemeinsam anpacken zu können. Das ist die unerläßliche Voraussetzung, um die Ehe aufrechtzuerhalten.

WAS TUN, WENN EINEM DIE ARBEIT
AUF DIE NERVEN GEHT?

Emotionale
Belastung und
Industrie-
System

Niemals zuvor hat die zivilisierte Welt solch eine Fülle nützlicher Güter und Dinge zur Verfügung gehabt, wie unsere Industrien sie heutzutage produzieren. Sie bedeuten Hilfe für jedermann und sind sicherlich eine Wohltat.

Aber niemals zuvor hat auch ein Wirtschaftssystem seine Arbeiter und Angestellten mit solch einer Flut unerfreulicher Empfindungen überschwemmt wie heutzutage unsere Industrien. Und das ist für sehr viele Menschen ein Urquell des Unglücks und der seelisch bedingten Krankheiten.

Als in England das Industrie-Zeitalter begann, war es der den härtesten Bedingungen ausgesetzte Arbeiter, der am meisten unter den negativen Emotionen, den Begleiterscheinungen des neuen Arbeitsverfahrens, zu leiden hatte. Aber heute ist es nicht mehr allein der einfache Arbeiter oder der Angestellte am Fuß der Leiter, der emotionell gefährdet ist. Die Haupt-Opfer sind die Männer an der Spitze oder nahe der Spitze, die das System leiten und formen, die Manager. Ein Beispiel für die Ausgleichsarbeit der Natur!

Vor dem Industrie-Zeitalter war der Geschäftsmann oder Handwerker nur selten den Bedingungen ausgesetzt, die in der heutigen Welt bei den leitenden Angestellten, den Vizepräsidenten, Geschäftsleitern, Verkaufschefs, Werkmeistern, Fließbandarbeitern und so weiter emotionale Spannungszustände hervorrufen. Die Konkurrenz wächst unaufhörlich, die Abteilungsarbeit wächst, und der Druck der Akkordarbeit, der Wettbewerb, das Streben nach Beförderung, die sich einförmig wiederholende Arbeit – alles das sind Dinge, die einerseits das industrielle System großmachen und andererseits die ihm dienenden Menschen in Überreizung und seelisch bedingte Krankheiten stürzen.

Werner hatte den schweren Weg in die Verkaufsleitung einer Firma zurückgelegt, die verschiedene bekannte und im ganzen Land propagierte Produkte herstellte. Die Firma war alt und befand sich nicht gerade mehr im Aufstieg, als plötzlich eines ihrer neuen Erzeugnisse ein Schlager wurde, weit über den Erfolg hinaus, den selbst die Leiter der Gesellschaft jemals erwartet hätten. Die Folge war, daß die Geschäftsleitung jetzt unentwegt weiter ‚Schlager‘ herausbringen wollte. Die Überbelastung der Verantwortlichen

Werner, der für ein kleines Gehalt Überstunden machte, ohne für sich oder für seine Familie noch Zeit für ein bißchen Privatleben zu erübrigen, hatte schließlich eine gute Stellung in der Verkaufsabteilung erreicht. Man beauftragte ihn mit dem Verkauf einer neuen Ware, von der die Direktion hoffte, sie würde den ursprünglichen ‚Schlager‘ noch übertreffen. Was für eine Gelegenheit! dachte Werner. Tatsächlich, da gab es Gelegenheiten – einschließlich der Gelegenheit, sich körperlich niemals mehr wohlzufühlen. Die Direktion pflegte Werner zu rufen und ihm ein Karteiblatt zu zeigen, auf dem seine Kurve neben der anderer, erfolgreicherer Abteilungen eingezeichnet war. Die Direktion wollte vor der ausgemachten Zeit einen Bericht über seine Fortschritte. Die Direktion verlangte eine Erklärung über den Verkauf, der ihren Erwartungen nicht entsprach. Die Direktion schlug mit der Faust auf den Tisch.

Bei jedem neuen Druck von seiten der Direktion fühlte Werner seinerseits einen neuen Druck in der Brust und im oberen Teil des Leibes. Nach einer Rücksprache mit der Direktion ließ er seine Lungen untersuchen, nach der nächsten sein Herz, einmal den Magen und des öfteren die Galle.

Er war eine Orgel, auf der die Direktion ein mißtönendes Lied spielte. Auch schon ehe Werner zum Verkaufsleiter ernannt worden war, hatte er sich nicht gerade so wohl wie ein Fisch im Wasser gefühlt; aber nach seinem Aufstieg brachte er es mit der Faust der Direktion im Nacken zu einem wahren Repertoire von Beschwerden, einschließlich sämtlicher Verdauungsschwierigkeiten, die natürlich zu chronischen Magengeschwüren führten.

Ich traf ihn das erste Mal in der Eisenbahn. Der Unglücksmensch erzählte mir von all seinen Symptomen und endete mit dem Satz: „Und die Ärzte scheinen mich nicht zu verstehen." Diese Feststellung bedeutet im allgemeinen, daß der Patient sich nicht versteht.

Werner geriet in einen erschreckenden Spannungszustand und in geradezu teuflische Verdauungsschwierigkeiten bei dem Versuch, der zögernden Kundschaft das neue Erzeugnis der Firma mundgerecht zu machen. Nun war tatsächlich die ihm von der Direktion zum Absatz aufgehalste Ware zwanzig Jahre zu spät auf den Markt gekommen. Sie starb eines langsamen, kostspieligen Todes, und Werner verlor in der Firma an Boden und wurde zu einem Wrack. Die Wirkung dieses Systems war genau so, als wenn die Direktion ihn mit Tuberkeln geimpft hätte. Dennoch hielten sich die Mitglieder der Direktion für liebe, gute Menschen. Was Werner betraf, so handelten sie eben, wie es tüchtigen Geschäftsleuten ansteht. –

Sehen wir uns jetzt einmal einen erstklassigen Erfolgsmenschen an, der gleichzeitig zweiundzwanzig Aufsichtsratsposten innehatte: den alten Henry. Er arbeitete, er trieb an, er zog mit, er kam vorwärts. Aber Vorwärtskommen bedeutete weitermachen müssen; weitermachen bedeutete unermüdlichen Aufstieg, gefolgt von einem Rudel unternehmungslustiger jüngerer Kerle, die an seinen Fersen kläfften. Er führte einen ständigen Kampf mit ihnen, um eine Umorganisation zu verhindern; es gab schlaflose Nächte, in denen er aus dem Bett sprang und die Straßen auf- und ablief, nervöse Anfälle, wenn er auf kleinen Reisen – die er unternahm, um sich die Stimmen der Aktionäre zu sichern – eine Minute zu ruhen versuchte; schließlich war es aus, infolge einer Magenblutung, die er in seinem ständigen Gehetze zu ignorieren versucht hatte. Er war ein Erfolgsmensch – er schlug die Umorganisation aus dem Feld – er kontrollierte die Börse – er war wirklich ein führender Finanzmann. Aber als Mensch war er sprunghaft, nervös, ruhelos, ständig von Magengeschwüren gepeinigt – kurz, ein finanzieller Erfolg auf der ganzen Linie – ein finanzieller Erfolg der Ärzte.

Überbelastung der mittleren Angestellten

Werfen wir einen Blick auf andere, die auf den niedrigeren Sprossen der Leiter stehen.

Es gibt keine Form der modernen Geschäftsleitung, die einen stärkeren Konkurrenzkampf erfordert, als Manager eines Kettenladens zu sein. Ich habe viele dieser Manager gekannt – alles feine, gewandte, ehrliche, hartarbeitende Leute. Sie hatten den unerbittlichen Durchsiebungsprozeß überlebt, durch den sie vom Verkäufer zum Manager aufstiegen. Aber ich habe nicht einen kennengelernt, der nicht im Verlauf seiner Managerstellung in irgendeiner Weise funktionell erkrankt wäre.

Bill brachte es weiter als irgendeiner, den ich jemals kannte; er war schließlich Manager von zehn großen Bezirken. Wir haben Bill viermal von Kopf bis Fuß durchleuchtet, während er Filial-Leiter in unserer Stadt war, und versicherten ihm immer wieder, daß seine Leibschmerzen und seine Verstopfung auch nichts Ernsteres waren als sein übersäuerter Magen und sein häufiges Aufstoßen. Jede Beförderung, jeder Umzug in eine andere Stadt waren mit erneuten Röntgenaufnahmen gepflastert. Als ich ihn das letztemal in seinem eleganten Büro in Chikago besuchte, hatte er immer noch Aufstoßen, aß immer noch pfundweise Tabletten, und das gelegentliche Zusammenzucken seines Gesichtes verriet mir, daß er auch noch die gleichen Leibschmerzen hatte.

Dann der Fall Joe. Joe war ein guter Arbeiter in der Messinggießerei gewesen, so gut, daß man ihn zum Vorarbeiter über siebenundzwanzig Mann machte. Anschließend begann sein Kopfweh, seine Nacken- und Brustschmerzen. Die Männer über ihm verlangten Leistungen; die Männer unter ihm wollten trödeln. Zwischen beiden saß Joe in der Klemme. *(Überbelastung des Arbeiters)*

Sehen wir uns also einmal die niedrigeren Rangstufen an. Henry verließ seine Farm, verlockt vom Glanz der Fabrik. Dort gab man ihm die aufregende Beschäftigung, Zündkerzen in den Motorblock einzusetzen, wenn er das Fließband herunterkam. Die Fabrik erhöhte die Geschwindigkeit des Fließbandes, und so mußte auch Henry seine Geschwindigkeit entsprechend erhöhen. Dann fügten die Ingenieure zwei Zylinder mehr hinzu, wobei sie allerdings nicht an Henry dachten. Henry wurde kränker und kränker. Nach einem notwendig gewordenen Kranken-Urlaub ließ man ihn an einer Stanzmaschine Akkordarbeit machen. Nach zwei Jahren brach er abermals zusammen. Jetzt ist er wieder auf seiner Farm und sinnt vergeblich darüber nach, warum er jemals in die Fabrik gegangen ist.

Eine interessante Sache passierte in einer anderen Fabrik, wo in einer Abteilung ein Dutzend Männer Eisenblech mit Schleifsteinen bearbeiteten und damit einen schauerlich durchdringenden Lärm hervorbrachten. Ich habe in den beiden letzten Jahren vier Männer aus dieser Abteilung mit Magengeschwüren in der Sprechstunde gehabt; ob·noch mehr von ihnen die Arbeit wegen Magenbeschwerden aufgeben muß-ten, weiß ich nicht. Erinnern Sie sich noch daran, daß Dr. Hans Selye bei Hunden dadurch Magengeschwüre hervorrief, daß er sie einem ständigen, durchdringenden, unangenehmen Lärm aussetzte?

Der Industriearbeiter, der Sorgen hat, liefert auch den Löwenanteil an Betriebsunfällen. Die Aufmerksamkeit, die seiner Arbeit gelten müßte, wird durch Gedanken über irgendein unerfreuliches Problem unterbrochen – vielleicht Schwierigkeiten zu Hause mit der Frau – vielleicht Sorgen wegen der Hypothek auf dem Haus – vielleicht Angst wegen der Raten für den auf Abzahlung gekauften Fernsehapparat – und dann ssst! hat er die Hand in der Maschine oder eine Pleuelstange durch den Arm. Fünfundsiebzig Prozent aller Unfälle geschehen im Wieder-holungsfall.

In jedem Zweig des modernen Industrie- und Geschäftslebens ist der Konkurrenzdruck der gleiche; vielleicht nirgendwo stärker als im Zei-tungsgewerbe. Ein Freund von mir erzählte mir, daß es an seiner Zei-tung vom Chefredakteur (ihm selbst) abwärts keinen gäbe, der nicht über körperliche Beschwerden klagte. Und er fügte hinzu: „Abgesehen von diesem schlechten körperlichen Befinden sind die Jungens im Grunde alle unglücklich, weil die Hetze und der Druck zu groß sind."

Ist die industrielle Zivilisation das wert? Was kostet uns die moderne Produktionsmethode? Was nutzt uns der Reichtum, den man mit einem schlechten Magen bezahlt? Besser ein gesunder Magen und ein bescheidener Lebensstil. Aber wo kann man in der modernen Geschäftsindustrie gutes Leben ohne schlechten Magen finden? Die Anspannung der immer größeren und besseren Rationalisierung verdirbt fast jede Stellung, die zu bekommen ist.

Das moderne Geschäfts- und Industrieleben ist eine der Hauptursa-chen für das erschreckende Überhandnehmen seelisch bedingter Krank-heiten. In gewisser Hinsicht ist dieses System wie eine Kindheitshem-mung – es ist psychologisch unreif. In einem bestimmten Alter ist ein Kind ständig im Wettkampf, stellt sich allen und jedem feindlich ge-genüber, versucht seine Kameraden zu schlagen und ist dauernd bestrebt, sich hervorzutun. Wenn ein Mensch heranreift, so verwandelt sich dieser wettkämpferische Geist in den Kameradschaftsgeist, der gern mit dem anderen teilt und lieber gibt als nimmt. Aber diese Reife wird durch das Gespenst unserer gegenwärtigen Wirtschaftskonkurrenz allerorts siegreich aus dem Felde geschlagen.

Wenn man dennoch in diesem Sinn reif ist und sich anständig benimmt, statt sich egoistisch im Konkurrenzkampf voranzuboxen, dann bedeutet das in unserem Wirtschaftssystem nun einmal unweigerlich Mißerfolg. Jeder, der sich die reifen Grundsätze kameradschaftlicher Zusammenarbeit zu eigen gemacht hat, der als Menschenwesen anderen Menschen von Nutzen sein und ihnen aus ihren Schwierigkeiten heraushelfen möchte, kann es nur durch eine an Wunder grenzende Zufallsreihe zu finanziellem Erfolg bringen.

Ich kenne einige solche finanziell Erfolglose; Männer, die es niemals in irgendeinem ihrer geschäftlichen Unternehmungen und Versuche zu etwas gebracht haben. Sie gehören fast ausnahmslos zu den anständigsten Menschen, die ich jemals getroffen habe . . .

Nichtsdestoweniger müssen wir alle unsern Lebensunterhalt verdienen. Vielleicht haben auch Sie Ihre funktionelle Krankheit als direktes Ergebnis unseres Geschäfts- und Industriesystems bekommen. Aber Sie müssen ja nun einmal weiter im Rahmen dieses Systems leben und sind selbst ein Teil davon!

Dazu kann ich Ihnen nur einen Rat geben: spielen Sie Ihre Aufgabe in diesem System vor sich selbst wie ein Gesellschaftsspiel; tun Sie, als sei sie der reinste Ulk und ein Vergnügen, nicht eine Pflicht. Spielen Sie sie heiter und leicht, und lassen Sie sich nicht in der Falle des tierisch-ernsten Konkurrenzkampfes einfangen.

Es ist allerdings kaum möglich, daß Sie es, wenn Sie diesen Rat befolgen, jemals zu einem Cadillac bringen; aber beim Picknick, zu dem Sie in einem knatternden alten Ford fahren, werden Ihnen Butterbrot und Äpfel dann um so besser schmecken. Vielleicht endigen Sie sogar im Armenhaus; aber bevor Sie dorthin kommen, haben Sie behaglich gelebt und werden bei vielen Begräbnissen der armen Teufel, von denen Sie im Berufsleben geschlagen worden sind, im Trauerchor mitsingen können.

Auf längere Sicht gibt es nur eine einzige mögliche Lösung: daß die Industrie sich schrittweise humanisiert. Einige Unternehmen versuchen es bereits. Uns selbst bleibt inzwischen nur der Ausweg, ein bißchen Freude durch die Hintertür einzumogeln und uns durch die Reizwirkung unserer Arbeit so wenig wie möglich aus der Fassung bringen zu lassen. Wir *selbst* müssen Grad und Art unserer Emotionen bestimmen und nicht der Arbeit gestatten, sie *uns* zu diktieren.

Gerade der Mensch, der in Gefahr ist, unter der Industrialisierung zusammenzubrechen, wird die hier dargelegten Warnungen zu würdigen wissen.

BEGEGNUNG MIT DEM ALTER

Seelisch bedingte Krankheiten sind in jedem Lebensalter häufiger als andere, werden aber mehr und mehr vorherrschen, wenn sich die Kurve des Lebens neigt – in der Zeit also, in welcher der Mensch in einen ruhigen, freundlichen Hafen einfahren sollte, statt sich immer wieder neu auf die stürmische See zu wagen. Diese Krankheits-Situation kommt zum Teil von den Lebensbedingungen, mit welchen der Alternde versuchen muß, fertig zu werden; andererseits aber kommen viele Menschen mit dem Alter nur einfach deswegen so schlecht zurecht, weil sie niemals mit irgendeiner Periode ihres Lebens gut zurecht gekommen sind. Diese Unfähigkeit wächst gegen das Ende hin wie eine Lawine an.

Die mit dem Alter zunehmenden seelisch bedingten Krankheiten sind eine neue Erscheinung unseres Jahrhunderts. Sie kommt daher, daß das Alter heute von viel mehr Belastungen begleitet ist als je zuvor. Tausende von Jahren hat sich die soziale und wirtschaftliche Lage der Alten überhaupt nicht verändert; ihre Lebensbedingungen waren im 4. Jahrhundert v. Chr. praktisch die gleichen wie im 19. Jahrhundert n. Chr. Aber heute ist die Situation der alten Menschen sehr verschieden von der vor nur hundert Jahren, und nach abermals fünfzig Jahren wird die Veränderung noch größer sein.

Die wichtigste Änderung ist das gewaltige Anwachsen der absoluten und relativen Anzahl von Menschen über fünfundsechzig. Im Jahre 1900 gab es unter zwanzig Menschen *einen* über fünfundsechzig; heute ist es einer von elf, und 1980 wird es einer von sieben sein.

Die organischen Krankheiten des Alters können die gleichen sein wie die der früheren Jahre; aber sie tendieren zu einer einzigen Form, Überbelastung des Alternden weil das vorherrschende emotionale Bild des Alters bei fast allen Menschen über fünfundsechzig aus Unsicherheit (geldlicher, gesundheitlicher oder gefühlsmäßiger), Angst, Enttäuschung, Entmutigung und so fort besteht.

Sie werden sich aus dem dritten Kapitel erinnern, daß es diese Gefühle sind, welche die Hypophyse zur Produktion des somatotropen Hormons (STH) anregen, das auf Gelenke, Arterien und Nieren einwirkt. Mit anderen Worten, die STH-Effekte führen zu Verfallserscheinungen. Bis heute haben wir noch nicht herausfinden können, wie viele der Alters-Abnützungskrankheiten seelisch bedingt sind; aber wahrscheinlich ist es ein großer Teil. Ohne die chronischen und langsam schwächenden Abnutzungskrankheiten würden die alten Menschen verhältnismäßig kräftig und ruhig einem freundlicheren und glücklicheren Ende entgegengehen.

Die Altersgruppe über fünfundsechzig ist die einzige, deren Lebenserwartungen seit 1900 nicht zugenommen haben. In jedem früheren Alter können Sie erwarten, länger zu leben als ein Mensch des gleichen Alters im Jahr 1900. Aber nach fünfundsechzig können Sie nicht erwarten, länger zu leben als jemand im gleichen Alter vor hundert Jahren; trotz der Tatsache, daß heute kein alter Mensch mehr an Lungenentzündung oder einer anderen Infektion stirbt und trotz der weiteren Tatsache, daß selbst Menschen mit bestimmten Abnützungskrankheiten, wie Herzkrankheiten, um Jahre länger am Leben erhalten werden können, als es selbst vor nur zwanzig Jahren möglich gewesen wäre. Das kann nur bedeuten, daß in unserer Zeit Alters-Abbaukrankheiten beschleunigter ablaufen, und daß die Ursache der Beschleunigung ein Anwachsen der gefühlsmäßigen Überbelastung ist.

Es ist zunächst schwer vorstellbar, daß vieles von dem, was wir bei alten Menschen als natürliche, das heißt altersmäßig bedingte Verschlechterung ihres Gesundheitszustandes betrachten, tatsächlich nur seelisch bedingte Krankheit ist. Lassen Sie mich Ihnen ein Beispiel erzählen, das die Wahrheit einer solchen Behauptung erhellt.

George W. ist ein Musterbeispiel dafür, wie die für das Alter charakteristischen Emotionen zu Abbau-Krankheiten führen und wie eine Änderung in Richtung positiver Gefühle zu einer Umkehrung der degenerativen Veränderungen führt. Man muß es erlebt haben, um es zu glauben.

Ich lernte George durch seinen Arzt Dr. K. M. Bowman kennen, einen wohlbekannten Nervenarzt in San Francisco. George war dreiundachtzig und wirkte am Theater des Städtischen Altersheimes von San Francisco. Er war Bühnenleiter und bereitete gerade eine Vorstellung vor, die an diesem Abend für die Heiminsassen stattfinden sollte. George war aktiv wie ein Sechzigjähriger, und man konnte sehen, welche Freude ihm seine Arbeit machte.

„George", sagte Dr. Bowman, „halten Sie mal Ihre Hände hoch." George tat es. Die Hände zitterten ein bißchen, besonders die rechte, aber es war nichts Besonderes.

„Wie war das denn mit dem Zittern vor zwei Jahren?" fragte Dr. Bowman.

George demonstrierte es durch ein erschreckendes Schütteln seiner beiden Hände.

„Er übertreibt nicht", sagte Dr. Bowman.

Dann erzählte er mir die Geschichte. Als er George vor zwei Jahren das erste Mal zu Gesicht bekam, lebte er mit Sohn und Schwiegertochter zusammen. Seit sechs Monaten war er ans Bett gefesselt; er zitterte so entsetzlich, daß man ihm beim Essen helfen mußte, und war so schwach, daß er sich nicht selbst zu waschen vermochte.

In seiner Jugend war George Bühnenleiter am Broadway gewesen. Er war ein Meister seines Fachs, einer der besten der Branche. Er hatte einen einzigen Sohn, der an die Westküste zog, sobald er großjährig war. Als George achtundvierzig war, starb seine Frau. Das Theatergeschäft war im Abstieg; einige seiner Revuen blieben erfolglos. Aus den verschiedensten Gründen fing George zu trinken an und verlor die Stellung, die er dreiundzwanzig Jahre innegehabt hatte. Von da an wechselte er von einer Stellung zur anderen, leitete gelegentlich irgendwelche obskuren kleinen Bühnen, arbeitete aber meist nur als gewöhnlicher Bühnenarbeiter.

Mit zweiundsiebzig war er völlig mittellos, und sein Sohn schickte ihm das Fahrgeld, damit er zu ihm nach San Francisco kommen konnte. Dort lebte George nun bei seinem Sohn, für den er beinahe ein Fremder geworden war. Er war nicht gerade sehr ordentlich, und seine Art zu leben war anders als die seiner Gastgeber. Ich vermute, daß anfänglich Sohn und Schwiegertochter voll guten Willens gewesen waren, den alten Mann glücklich zu machen. Aber die Beziehung wurde, namentlich von seiten der Schwiegertochter, unduldsam und feindlich. George wußte, daß man ihn nicht haben wollte. Die Stadt war neu für ihn, er hatte hier keine Freunde. Bei den wenigen offiziellen Theatern gab es niemanden, der sich gern einmal mit ihm unterhalten hätte. George wurde krank; er verfiel schnell und schneller und mußte bald völlig das Bett hüten. Ein- oder zweimal wurde ein Arzt gerufen. Er nannte das Leiden Arteriosklerose und Altersschwäche.

Dann wollte es der Zufall, daß Dr. Bowman ihn aufsuchte. Er untersuchte George und sagte: „Wir sind gerade dabei, im Altersheim ein neues Theater mit einer schönen Bühne fertigzustellen und brauchen dafür einen guten Bühnenleiter. Ich werde Sie dort aufnehmen."

George war sehr aufgeregt, glaubte aber nicht, daß er jemals das Bett verlassen könnte. Sohn und Schwiegertochter zweifelten noch mehr, freuten sich aber im stillen, daß sie sich nicht mehr um ihn zu kümmern brauchten.

Er wurde in einem Krankenwagen abtransportiert und im Rollstuhl auf die Bühne des Altersheims gefahren. Nach zwei Wochen ging er zu Fuß, und nach zwei weiteren war er springlebendig. In der Folgezeit wurde sein Gesundheitszustand immer besser.

Dr. Bowman zeigte mir in diesem Heim mindestens acht Leute, die uns gerade über den Weg liefen und deren Geschichte in bezug auf die Umkehrung einer Abnutzungskrankheit genau so bemerkenswert war wie die von George.

Die Beweisführung dafür, daß der Verfallsprozeß bei alten Menschen ebensogut das Ergebnis einer Gefühlsbelastung sein kann wie ‚natürliche Senilität‘, bedarf einer Forschungsstätte – wie das Städtische Altersheim von San Francisco es ist. In einem normalen Gemeinwesen gibt es ja im allgemeinen wenig Möglichkeiten, die belastende Situation, die bei alten Leuten Verfallserscheinungen hervorruft, in ihr Gegenteil zu verwandeln.

Das Städtische Altersheim in San Francisco verfügt über die notwendige Differenzierung, die den meisten Altersheimen fehlt. Den deutlichsten Gegensatz bieten die phantasielosen, teuren, Verwahrungsorte‘, die in so vielen Gegenden unseres Landes für alte Leute gebaut werden. Die Grundidee des San Francisco-Heimes besteht darin, daß hier eine wirkliche Gemeinschaft alter Menschen besteht, die auch von alten Menschen geleitet wird. Der Buchhalter, der Gemüseeinkäufer, der Ingenieur, der Klempner, der Bühnenleiter sind Insassen, die immer in dieser Branche gearbeitet haben. Das Heim hat das Ziel, sich finanziell und in der Gestaltung selbst zu tragen.

Glauben Sie ja nicht, daß Altwerden heute noch das gleiche ist wie vor fünfzig Jahren. Die Zeiten ändern sich und ebenso die Faktoren, mit denen sich alternde Menschen auseinandersetzen müssen. Altern in unserer Zeit

Zunächst ist da die Frage der finanziellen Sicherheit. Was besitzen Sie, und was werden Sie mit fünfundsechzig Jahren besitzen? Durch den Wertschwund des Geldes und die entsprechend niedrigere Verzinsung, durch die höheren Steuern und die Abneigung, Menschen von über fünfundvierzig Jahren anzustellen, werden mehr Menschen, als man glaubt, sich mit fünfundsechzig Jahren nicht mehr selbst erhalten können.

Die heutige Durchschnittsfamilie, die den Lebensstandard, an den wir uns gewöhnt haben, aufrechterhalten will, kommt gerade knapp durch – von Ersparnissen kann keine Rede sein. Alle bilden wir uns ein, daß wir nächstes Jahr anfangen wollen zu sparen. Die einzigen, die damit nicht zögern, sind Finanziers, Bankiers und Versicherungsagenten. Beneiden wir sie nicht; sie haben dafür andere Probleme, die bei den meisten zu schweren funktionellen Erkrankungen führen.

Ein Drittel der Leute über fünfundsechzig besitzt keinerlei eigenes Einkommen, und fünfundsiebzig Prozent beziehen nur eine sehr geringe Altersrente. Solange Sie noch unter fünfzig sind, sagen Sie sich, daß es ja wenigstens die staatliche Altersrente gibt. Seien Sie dankbar dafür. Sie bedeutet immerhin: irgend etwas essen statt gar nichts essen; in irgendeinem Bett schlafen statt in irgendeinem Park. Würden Sie mit vierzig gern Fürsorge beziehen? Nun, Sie können sicher sein, daß es Ihnen auch mit fünfundsechzig keinen Spaß machen wird.

Die letzte Ausrede verantwortungsloser Schurken ist der Vorschlag: „Der Alte soll sich doch nach einer Stellung umsehen!" Die Herren übersehen dabei, daß es auf dem derzeitigen Arbeitsmarkt bereits für jemanden über fünfundvierzig sehr schwierig ist, eine neue Arbeit zu finden.

Hier haben wir einen Mann von sechzig; er ist ein geschickter Spezialwerkzeugmacher, er ist Betriebsunfällen erheblich weniger ausgesetzt als jüngere Leute, er wird sehr viel weniger im Betrieb fehlen, zuverlässiger in schwierigen Situationen sein und weniger Neigung besitzen, bei der Arbeiterschaft Unruhe zu stiften. Und trotzdem bekommt er keinen Job, obgleich jeder Arzt ihn als körperlich bestens geeignet erklären würde. Warum kann er, warum können die anderen Sechzigjährigen keine Arbeit bekommen, mit der sie sich selbst zu erhalten vermöchten?

Darum, weil wir als kraftstrotzende junge Nation die Jugend anbeten und das Alter über die Achsel ansehen, was noch milde ausgedrückt ist! Alter wird als ein bedauerliches Ereignis betrachtet, das nur anderen zustößt; ein Unglück, das hoffentlich nicht über die vernünftigen Grenzen hinaus dauert – was nicht gerade lange ist; ein Ereignis, das den jüngeren Mitgliedern der Familie doch wohl einmal keine besonderen Schwierigkeiten machen wird (irgendwie bekommen sie es nicht fertig, sich selbst als Fünfundsechzigjährige zu sehen!).

Der Ältere bekommt also keinen Job. Irgendein Mitglied der Personalabteilung fand den jüngeren Mann geschickter und befähigter, mehr Maschinenteile für die Firma herzustellen. Er dachte nicht darüber nach, daß der Ältere für die Firma ein menschliches Plus bedeuten könnte; er wußte nicht, daß ein solches menschliches Plus wertvoller sein könnte als der übliche Gewinn. Es kam ihm nicht in den Sinn, daß die Firma noch immer genug Lebensunterhalt für jeden abwerfen würde, Aktionäre und Direktoren einbegriffen.

Aber es bedeutet noch lange nicht alles, daß man nicht mehr fähig sein soll, sein Leben selbst zu verdienen oder auf andere Weise genug zum Leben zu haben – das ist nur der Anfang der Schwierigkeiten, mit denen alternde Menschen fertig werden müssen.

Die Gleichgültigkeit der Kinder und der Gesellschaft

Da ist beispielsweise die Veränderung in der Haltung der Familie den Alten gegenüber. Ich erinnere mich der Zeit, in der das ‚Ehre Vater und Mutter‘ ernst genommen wurde. Kinder fühlten die Verpflichtung, ihre alternden Eltern anständig zu versorgen, und wenn es das Letzte war, das sie noch zu tun imstande waren.

Heute ist es das Übliche, daß Kinder ohne sichtliche Gemütsbewegung, ausgenommen einen Seufzer der Erleichterung, ihre Eltern der staatlichen Fürsorge überantwortet sehen. Wenn die Gegenwart der Eltern unbequem wird, ist man durchaus zufrieden, sie in ein Altersheim abzuschieben. Nach und nach ist das die allgemein übliche Einstellung unserer Gesellschaft geworden. Es sieht nicht so aus, als würde sich das in den nächsten Jahrzehnten oder überhaupt jemals ändern.

In Wahrheit bedeutet das eine furchtbare Härte den Alten gegenüber. Sie denken an die Zeiten zurück, als diese gleichen Kinder ernährt und beschützt werden mußten und viel Zeit und Sorge beanspruchten. Wo bleibt der Ausgleich? Es ist, als ob es sie, die Eltern, nie gegeben hätte! Für diese Kinder haben sie gelebt. Was haben sie jetzt davon? Diese Kinder haben sie geliebt. Wer gibt ihnen jetzt ihre Liebe zurück? Sie dürfen ruhig glauben, daß es viele Menschen mit gebrochenem Herzen (das bedeutet wissenschaftlich gesehen schwere Schilddrüsenüberlastung) gibt, und ihre Herzen brechen deshalb, weil man sie so gottverdammt im Stich gelassen hat, als sie Hilfe brauchten.

Aber es sind nicht nur die Kinder. Jeder ist es. Die ganze Umgebung betrachtet den alternden Menschen als jemanden, der bloß im Weg steht und das Weiterkommen verhindert: langsam auf der Straße; langsam beim Aussteigen aus dem Bus; ja – langsam im Sterben. Schonungslos gesagt, die Alten sind für die Gesellschaft unerwünscht. Das beste Anzeichen dafür ist, daß wir sie ein ‚Problem' nennen. Probleme und die damit verbundenen Schwierigkeiten sind nicht erwünscht. Die Organisation der öffentlichen Heime, in die wir sie als letzte Zuflucht stoßen, beweist, daß wir wirklich kaum einen Gedanken an das Schicksal der Alten verwenden.

Glauben Sie ja nicht, daß die Alten diese Haltung nicht empfänden; glauben Sie keinen Augenblick, daß diese Faktoren nicht eine Menge mit dem Gesundheitszustand der Alternden zu tun hätten! Das ist der Gesichtspunkt, den ich Ihnen allen klarmachen möchte. Die soziale Lösung selbst ist einfach genug: entweder müssen die Kinder wieder so altmodisch werden, sich selbst um die Alten zu bemühen; oder die Gesellschaft zeigt genügendes Interesse, um ein entsprechendes Gemeinschaftsleben für diejenigen zu schaffen, die sie jetzt ausschließt. Aber auch das ist noch nicht alles, was bei den Alten die Hypophyse so überlastet, daß sie STH erzeugt.

Wie oft kommt es vor, daß sie sich nicht wohl fühlen – nehmen wir an, es sei organisch – und dann kommt die ewige Angst vor völliger körperlicher Unfähigkeit. Ein durchschnittlicher junger Mensch gerät außer sich, wenn man ihm sagt, daß er zwei Jahre mit der Arbeit aussetzen müsse. Tatsächlich trauen wir Ärzte uns nur sehr selten, einem Patienten so etwas einfach ins Gesicht zu sagen. Nun bitte, stellen Sie sich vor, daß Sie, wie jeder ältere Patient, Angst haben müßten, von morgen an mit einer zehrenden Krankheit, die Sie nie wieder loswerden können, ans Bett gefesselt zu sein.

Alte Menschen bedürfen großer Tapferkeit, um freundlich zu bleiben und niemals ein Wort über diese Ängste zu verlieren!

Alters-
einsamkeit

Aber es gibt noch mehr Bedrückendes für die Alternden. Ihre Freunde, die immer ein gutes Wort für sie hatten; die Lebensgefährtin, die stets für sie da war; selbst der Hund, der sie früher mit Schweifwedeln begrüßte – alle sind dahingegangen. Haben Sie jemals im schwindenden Zwielicht auf einem abgelegenen Berghang gestanden – haben Sie jemals diese furchtbare Einsamkeit gefühlt, die Sie förmlich in den Erdboden hineinzog – eine Einsamkeit, so tief, daß Sie sich sagten: „Das ist nun also alles. Gibt es gar nichts mehr?" Wenn Sie das einmal erlebt haben, dann haben Sie einen ganz kleinen Begriff davon, wie alten Menschen zu Mute ist, die wirklich allein im Dämmerlicht stehen, ohne jemanden, der sie liebt oder ihnen auch nur die kleinste Zuneigung entgegenbringt.

Denken Sie an eine weitere soziale Ursache für das bedrückte Leben der Alten – die Wohnfrage. Vor fünfzig Jahren lebten zwei Drittel unserer älteren Leute auf dem Lande. Heute leben zwei Drittel in Städten. Durch diese Änderung haben sie das Gemeinschaftsgefühl, die Freundlichkeit, den nachbarlichen Kontakt der kleinen Gemeinden verloren. Fünfzig Prozent unserer Alten leiden heute unter unbefriedigenden Wohn- und Lebensbedingungen. Und ein großer Teil der anderen fünfzig Prozent entdeckt mit Schrecken, daß ihre Pensionen oder anderen Einkünfte, mit denen sie bislang ausgekommen waren, für die höheren Mieten und gestiegenen Ernährungskosten nicht länger ausreichen.

Das Alter ist auf diese Weise für die meisten zum dunklen Lebensalter geworden statt zum goldenen. Für immer mehr Menschen bedeuten die letzten Jahre nur noch wachsendes Elend. Wer heute noch unter fünfundfünfzig ist, glaubt, schon gerade genug Schwierigkeiten zu haben; aber erst zehn Jahre später wird er wirklich wissen, was Schwierigkeiten sein können.

Das Unglück der Alternden ist so tief und von Grund auf zerstörend, daß es oft weit über seelisch bedingte Krankheiten hinaus zu eindeutigen geistigen Störungen führt. Vor zwanzig Jahren waren die meisten Insassen der Irrenanstalten jung oder in mittleren Jahren. Die Alten blieben normal. Heute sind in den Irrenanstalten vier von zehn Überweisungsfällen über fünfundsechzig! Die Ursache? Sehr einfach: die Lebensbedingungen, die man unseren alten Menschen zumutet, genügen allein schon, um ihren Geist zu brechen. Oft werden solche Patienten unter der Bezeichnung ‚dementia senilis‘ (Alters-Irresein) geführt. Vergessen Sie bitte nicht, daß es sich um ein seelisch bedingtes degeneratives Irresein handelt. Die proportionale Überweisung alter Menschen in Irrenanstalten ist beträchlich schneller angewachsen als das Anwachsen der Gesamtzahl alter Leute überhaupt.

,Senilität‘ oft nur seelisch bedingt

Angesichts der angestiegenen Lebenserwartung werden auch Sie diesen Weg gehen. Das Problem des Alterns ist nicht irgendein politisches Problem, wie etwa das chinesische. Wahrscheinlich werden Sie niemals in China leben müssen, aber sehr wahrscheinlich werden Sie länger als fünfundsechzig Jahre leben. Was kann für die Probleme der Alten getan werden?

Was können wir für unser Alter tun?

Sie sind zwanzig oder fünfundzwanzig oder dreißig: Was tun Sie für Ihr Alter? Jetzt ist die beste Zeit, um einen Plan zu machen.

Sie sind vierzig oder fünfundvierzig oder in den Fünfzigern: Sie können es sich nicht leisten, Zeit zu verschwenden, wenn Ihre Zeit knapp zu werden beginnt.

Sie sind sechzig oder fünfundsechzig: es ist immer noch Zeit, etwas zu unternehmen – Sie haben noch eine lange Lebenszeit vor sich!

Sie sind in den Siebzigern oder Achtzigern: Sie können eines tun – eine Zufriedenheit erreichen, die von innen kommt und nicht von außen; Sie müssen es nur versuchen.

Folgendes: Ob Sie zwanzig oder sechzig sind – je früher Sie sich in Ruhe überlegen, wie Ihr Leben nach Ihrem fünfundsechzigsten Jahr aussehen soll, um so glücklicher wird Ihr Alter sein.

Reife im Alter bedeutet im wesentlichen das gleiche, was es in jedem anderen Lebensalter bedeutet – daß nämlich der Mensch Freude an allem hat, was ihm noch geblieben ist: Freunde, Familie, Arbeit, Freizeit und die ganze wunderbare Welt; daß seine Güte und Rücksichtnahme wächst, so daß er zum Schenkenden wird für jeden; vor allem aber für die Schwachen und Unglücklichen. Auf diese Weise wird er fähig, den richtigen Mittelweg zu beschreiten und den Standpunkt seiner Mitmenschen zu begreifen, anstatt sie mißzuverstehen und zu bekämpfen.

Praktisch betrachtet bedeutet Reife im Alter einen Zustand, den man von Anbeginn an vorbereiten muß.

Wenn Sie jung sind, beginnen Sie jetzt schon mit dem Versuch, seelische Ausgeglichenheit zu erreichen. Wir haben über die schwere Situation gesprochen, der alternde Menschen sich gegenübersehen. Aber die tiefste Quelle des Unglücks ist nicht diese Situation. Die bei weitem größte Schwierigkeit für alternde Menschen – ich möchte sagen, etwa fünfundsiebzig Prozent dieser Schwierigkeiten – liegt darin, daß sie in fortgeschrittenen Jahren endlich ihren emotionellen Voraussetzungen entsprechen, wie das eben im Alter von fünfundsechzig der Fall zu sein pflegt.

Die Reaktionen, denen sich ein Mensch mit zwanzig überließ, werden auffälliger, wenn er älter wird. Neun von zehn Malen ist der alte Mann, den jeder ‚einen wirklich rührend guten Menschen' nennt, von jeher gütig und verständnisvoll gewesen. Die alte Dame mit der scharfen Zunge und der bösartigen Einstellung gegenüber allen Ereignissen des Lebens ist mit vierzig genau so gewesen und mit zwanzig auch schon, wenn auch mutmaßlich in weniger auffälliger Weise. Wenn wir nicht mit bewußter Gedankenkontrolle dagegen angehen, sind unsere emotionalen Grundlagen im Alter nichts weiter als die Quintessenz unserer frühen Veranlagungen, nur ohne den Schmelz der Jugend, der sie früher überdeckt hat.

Sie können also, ob Sie zwanzig oder sechzig sind, immer noch lernen, gütig und freundlich zu sein, Ihren Nächsten zu lieben und aufnahmefähig zu werden für die kleinen Freuden des Lebens, die Sie nichts kosten.

Unser ganzes Leben lang haben wir die Möglichkeit, zu wählen – ob wir zwanzig, vierzig, sechzig oder achtzig sind, bloß, daß wir mit achtzig festgefahrener sind. Aber ein willenskräftiger Mensch kann sogar noch mit achtzig seine Gewohnheiten ändern. Wir haben die Wahl, mit Fassung, Ergebung, Entschlossenheit, Mut und Freundlichkeit zu reagieren, oder andererseits mit Gereiztheit, Sorge, Verdrießlichkeit und Angst.

Sie haben die Wahl – jetzt und sofort!

Wenn wir uns nur darüber klar wären, daß wir die Wahl zwischen zwei Möglichkeiten des Reagierens auf diese Welt haben, und wenn wir die Konsequenzen der einen oder anderen Möglichkeit wüßten, dann würden wir uns bestimmt und ohne Zögern für die positive Möglichkeit entscheiden.

Die richtige Wahl liegt, wie bei vielen simplen Wahrheiten, so offen vor uns, daß wir sie übersehen. Irgendwann hätte unsere Erziehung es uns klarmachen müssen, daß wir diese Möglichkeit der Wahl haben, und daß es nur eines kleinen Ruckes bedürfte, um einen guten emotionalen Status mit allen daraus folgenden Annehmlichkeiten zu erreichen.

Das wäre also das Wichtigste. Des weiteren sollten wir rechtzeitig unsere spätere finanzielle Situation vorbereiten. Sparen Sie regelmäßig etwas, um zu Ihrer kleinen Pension einen Zuschuß zu haben. Falls nötig, setzen Sie Ihre jetzigen Lebenskosten herunter.

Drittens überlegen Sie, wo und wie Sie in fortgeschrittenen Jahren leben möchten. Wollen Sie ein eigenes Häuschen haben, oder werden Sie genug Geld besitzen, um Miete zu zahlen?

Viertens sollten Sie Ihre Interessen erweitern durch irgendwelche Hobbies – gärtnern, basteln oder andere Dinge, die Ihnen später einmal nützlich sein können, wenn es mit dem Büro oder dem Handel zu Ende ist. Statt mit der Arbeit aufzuhören, fangen Sie ein kleines Geschäft an, und wäre es noch so bescheiden. Betätigen Sie sich geistig auf neuen Gebieten. Besuchen Sie Abendkurse, oder versuchen Sie es mit einem Briefkurs über einen Gegenstand, der neu für Sie ist. Lesen Sie Bücher.

Da Sie ja selbst eines Tages alt sein werden, sollten Sie sich daran machen, Ihren Mitmenschen die Probleme der Alten so realistisch wie möglich vor Augen zu führen.

Das können Sie schon in jungen Jahren tun. Wenn Sie jedoch bereits alt sind, dann versöhnen Sie sich mit dem Unvermeidlichen, und nehmen Sie dankbar an, was das Schicksal auch bringt.

Wann immer ein alter Freund dahingeht, suchen Sie einen neuen. Das Leben ist so leer oder so erfüllt, wie Sie es gestalten.

Versuchen Sie, in Ihrem Denken biegsam und anpassungsfähig zu sein. Machen Sie sich frei von Vorurteilen. Kritisieren Sie die Jugend nicht deswegen, weil sie nun einmal so ist, wie sie ist.

Ziehen Sie sich ordentlich an. Bessern Sie die Schäden in Ihrer alten Kleidung sorgfältig aus. Behalten Sie Ihre guten, ordentlichen Manieren.

Schlagen Sie nicht die Zeit tot. Nehmen Sie Ihre Interessen so erst, als handele es sich um Ihr Geschäft.

Vor allen Dingen bleiben Sie heiter und liebenswürdig. Grüßen Sie mit einem Lächeln und einem freundlichen Wort. Geben Sie sich keinem Schmerz hin, außer, wenn niemand Sie hören kann und möglichst auch Sie selbst sich nicht hören können.

Erlauben Sie sich niemals das Gefühl der Müdigkeit. Setzen Sie sich ein bißchen hin und erzählen Sie sich, daß Sie das sowieso gerade hatten tun wollen.

Fürchten Sie sich nicht vor dem Sterben. Jeder, der vor Ihnen gelebt hat, hat es durchgestanden.

SECHS LEBENSNOTWENDIGKEITEN UND IHRE ERFÜLLUNG

Es gibt Menschen mit einer seelisch bedingten Krankheit, die gar nichts von den Gefühlsregungen wissen, die für diese ihre Krankheit verantwortlich sind. Solche Menschen haben häufig Grundemotionen falscher Art, da ihre psychologischen Lebensnotwendigkeiten nicht erfüllt werden.

Sie und ich haben wie jedes normale Menschenwesen sechs instinktive Grundbedürfnisse, sechs psychologische Wünsche, von denen wir im tiefsten Inneren erwarten, daß sie erfüllt werden müssen. Wenn die Erfüllung auch nur eines dieser Wünsche ausbleibt, kommt es zu tief eingewurzelter Unruhe, zu einer vagen, ziellosen Sehnsucht und einer Unterströmung von Enttäuschung, die jeden Augenblick des Tages und der Nacht verdunkelt.

Solche Menschen vermögen sich in anderer Weise ihrer Umgebung sehr gut anzupassen und nach außen heiter und vergnügt zu erscheinen. Aber tief innen bleibt die große, nagende Sehnsucht, sobald die eine oder andere dieser psychologischen Lebensnotwendigkeiten als Lücke, als Wunde, als Unglücksquell der Unerfülltheit wirkt.

Jeder Mensch (auch der, welcher anscheinend alle anderen haßt) hat den tiefinnerlichen Wunsch und das Bedürfnis nach Liebe; er braucht die Zuneigung und Hochschätzung sei es auch nur eines einzigen Menschenwesens. Diese Zuneigung hebt das Gefühl unseres eigenen Wertes; sie gibt uns die Gewißheit, daß wir in der Ordnung der Menschen und Dinge unseren festen Platz haben.

Richtige Erfüllung dieses Bedürfnisses verleiht jedem noch so eintönigen Leben einen Schimmer von Wärme und Reichtum. Wenn niemand uns liebt, wenn nicht eine einzige Seele uns schätzt, entsteht ein

Wunsch nach Liebe – die erste Lebensnotwendigkeit

tiefes Vakuum, in das sich die Verzweiflung über die Einsamkeit, die Sehnsucht nach einem Menschen und schließlich eine Feindseligkeit gegen die gesamte Umwelt einschleichen. Und diese ungesunden Empfindungen sind ständig da, Tag und Nacht, und vergiften die Fundamente unseres Lebens.

Es gibt viele unglückliche Menschen, die den Stachel dieses Mangels an Liebe von früher Kindheit an zu spüren bekommen; sie haben das Unglück, in einer Familie geboren zu sein, wo es einfach keine wirkliche Zuneigung gibt. Mutter und Vater stehen dauernd in einem kalten Krieg miteinander, wobei dieser Krieg gelegentlich recht heiß wird und die Partner sich mit bösen Worten und vielleicht auch noch zur Unterstreichung mit ein paar Tellern bombardieren.

Was sie nicht aneinander abreagieren können, das reagieren solche Eltern an den Kindern ab, und die Kinder, die ja bekanntlich durch Nachahmung lernen, bilden sich ein, daß Zank und Streit, Haß und Verachtung die Grundsubstanz jeglichen Lebens seien.

Diese Jungen und Mädchen begreifen vielleicht erst in fortgeschrittenen Jahren, vielleicht aber auch in ihrem ganzen Leben nicht, daß es so etwas wie Zuneigung gibt und daß jedes menschliche Wesen dazu fähig ist. Dennoch ist das psychologische Bedürfnis danach auch in ihnen gegenwärtig. Darum sind alle diese Menschen ruhelos und voller Sehnsucht nach etwas, das ihnen versagt blieb, und im Grunde ihres Herzens tiefunglücklich. Dabei liegt die eigentliche Tragik darin, daß sie sich des tieferen Grundes ihrer Unruhe nicht bewußt sind: sie ahnen nicht, daß sie eben auf diesem Mangel an Liebe beruht.

Solche Fälle sind durchaus nicht ungewöhnlich. Die Krankheitsbilder, die sie verursachen – funktionelle Störungen und schwere Depressionen – können auch in Familien beobachtet werden, in denen nach außen hin alles in Ordnung scheint.

Verena war ein schönes Mädchen, das seine Mutter schon als Baby verloren hatte. Ihr Vater, der niemals besondere Zuneigung für sie zeigte, steckte Verena in ein Kinderheim, wo sie noch weniger Liebe als daheim erfuhr. Mit fünfzehn Jahren lernte sie Eugen kennen, einen wohlhabenden einzigen Sohn, mit einer sehr egoistischen und autoritären Mutter.

Eugen war von Verenas Schönheit fasziniert und tat zum ersten und einzigen Mal in seinem Leben etwas, was seine Mutter nicht haben wollte – er brannte mit Verena durch. Schon im Kinderheim hatte Verena keine Liebe empfangen, und als Eugens Frau empfing sie noch weniger. Eugen war zu selbstsüchtig, zu ichbezogen und zu abhängig von seiner Mutter, um einer wirklichen Zuneigung für Verena fähig zu sein. Eugens Mutter, die ganz in der Nähe wohnte, gönnte Verena die Verbindung mit ihrem Sohn nicht und tat, was sie konnte, um Eugen für sich zu behalten und ihn gegen Verena aufzuhetzen.

Das ging jahrelang so. Als Kinder kamen, beeinflußte die Schwiegermutter auch diese gegen Verena. Sie war dabei so erfolgreich, daß die Tochter sich angewöhnte, zu ihrer Mutter zu sagen: „Ich hasse dich!" Das Bedürfnis nach Liebe war nicht das einzige, das in Verenas Leben unerfüllt blieb. Andere Bedürfnisse, von denen wir noch sprechen werden, wurden zu wahren Abgründen leerer Verzweiflung. Verena war jahrelang funktionell krank, bis sie eines Tages völlig zusammenbrach.

Als man dem nicht sehr überzeugten Gatten und ebenso der Schwiegermutter die Ursache der Krankheit erklärte, bemühten sie sich, wenigstens nach außen hin liebevoll zu erscheinen. Aber Verena war klug genug, um die Künstlichkeit dieser Zuneigung zu merken. Das einzige, was die Situation hätte ändern können, wäre eine völlige Umstellung im Verhalten ihres Mannes gewesen. Aber die blieb aus. So kam Verena schließlich nur mit großer Anstrengung und Selbstdisziplin dahin, ihren eigenen Wert zu erkennen; sie fing an, ehrenamtlich beim Roten Kreuz zu arbeiten, und durfte erleben, daß ihre Bemühungen endlich einmal Widerhall fanden.

Noch ärger als Verenas Lage ist wohl allgemein die eines Mädchens, das in einer liebevollen Familienatmosphäre aufgewachsen ist und dann einen Mann heiratet, der ungefähr zu ebensoviel Liebe fähig ist wie ein Stück Holz. Diese Männer – es gibt sie massenhaft – vergessen völlig, daß ihre Frauen menschliche Wesen mit menschlichen Wünschen und Gefühlen sind.

Sie haben kaum eine Ahnung davon, daß es überhaupt so etwas wie menschliche Wünsche und Gefühle gibt – ihre eigenen natürlich ausgenommen! In bestimmten wesentlichen Teilen ihrer Persönlichkeit haben sie Kindheitshemmungen. Falls sie irgendeiner Zuneigung fähig sind, zeigen sie gerade ihren Frauen diese Fähigkeit niemals. Dabei wäre es für diese Kerle doch wirklich einfach, ihren Frauen im täglichen

175

Leben ein bißchen Liebe zu erweisen. Ein Streicheln, ein Kuß, ein Scherz, ein Kompliment über ihr Aussehen, eine Anerkennung ihrer Kochkünste – schon würde in der Wüste, in der solch eine unglückliche Frau leben muß, eine Freude aufblühen.

Schließlich geschieht es diesen Kerlen nur recht, wenn sie eine gesalzene Arztrechnung für die funktionellen Erkrankungen ihrer Frauen zu zahlen haben, deren Ursache sie selbst sind. Aber natürlich wird auch daraus noch eine Waffe gegen die Frau gemacht; sie werfen ihr die Krankheit vor und denken nicht daran, daß ihre eigene Torheit schuld daran ist. Ehemänner dieser Art sind eine der Hauptursachen für funktionelle Krankheiten bei verheirateten Frauen.

Wichtigkeit der Geschlechtsliebe Das, was wir Liebe nennen, was wir mit Zuneigung bezeichnen, ist eine komplexe Angelegenheit; ein Teil dieses grundlegenden Bedürfnisses nach Liebe ist das grundlegende Bedürfnis nach sexueller Liebe. In jeder Ehe ist die Zuneigung der Gatten intim mit sexueller Zuneigung verbunden.

Wenn die sexuelle Liebe sich aus irgendeinem Grund in der Ehe nicht auswirkt oder schwächer wird und verschwindet, dann werden entweder beide oder einer der Ehegatten ruhelos, unbefriedigt, gereizt und mißmutig. Funktionelle Erkrankungen, die durch diese Situation hervorgerufen werden, sind oft schwer zu behandeln, da die Patienten sich nur ungern über ihre Schwierigkeiten äußern; infolgedessen können sie auch niemals ganz geheilt werden. Manchmal sind ja gerade diese Schwierigkeiten als solche schon schwer heilbar. Es kommen dabei recht merkwürdige Ergebnisse heraus.

Frau T. hatte z. B. eine schwere Bindegewebe-Entzündung in der Kreuzgegend. So schwer, daß sie mehrere Kliniken aufsuchen mußte. Die übliche Behandlung half fast gar nichts.

Frau T. war berufstätig. Sowohl sie als ihr Mann bekleideten führende und verantwortliche Stellungen, die dem häuslichen Leben vorangestellt wurden. Nach der Tagesarbeit kamen sie in ihr Heim, das eine Haushälterin versorgte, und das nur den Mahlzeiten und dem gesellschaftlichen Leben diente. Ihre sexuellen Beziehungen wurden immer spärlicher und uninteressanter, teils weil Frau T. die Tendenz hatte, zugunsten ihres Berufs alles Geschlechtliche weit von sich zu weisen, und schließlich auch, weil Herr T. sich bei einer heimlichen Geliebten schadlos hielt. Zunächst war Frau T. das Abebben der sexuellen Beziehung in ihrer Ehe nur recht. Dann bekam sie die Bindegewebe-Entzündung, die äußerlich gesehen nichts mit Frau T.s Weiblichkeit zu tun hatte. Schließlich aber wurde auch sie in die Arme eines Liebhabers getrieben und erlebte zum ersten Mal in ihrem Leben sexuelle Befriedigung. Bemerkenswerterweise verschwand die Bindegewebe-Entzündung sofort. Ihrer Stellung wegen und auch infolge eines tiefen Schuldgefühls versuchte Frau T. zeitweilig, sich ihrem Liebhaber zu entziehen. Bei jeder dieser Episoden kam die Krankheit wieder und verschwand nur, wenn die unerlaubte Liebe erneut Anteil an ihrem Leben erhielt.

Geschlechtliche Unverträglichkeit oder Unglück in der Ehe sind auf die verschiedenste Weise die primäre Ursache funktioneller Erkrankungen bei Mann oder Frau, oder bei allen beiden.

Freud sagt, daß das Grundbedürfnis des Menschen Liebe ist. Adler, daß er vor allem andern Macht braucht. Jung, daß Sicherheit für ihn das wichtigste ist. Alle drei haben recht; der Mensch ist komplex und bedarf vieler Dinge.

Sicherheitsbedürfnis – die zweite Lebensnotwendigkeit

Sie fühlen sich nur dann sicher, wenn Sie genug Einkommen haben, um jetzt und später davon mindestens die Notwendigkeiten des Lebens zu bestreiten; wenn Ihre Lebensrechte durch eine gerechte Regierung vor unverantwortlichen Elementen geschützt werden; wenn Sie verhältnismäßig sicher sein können, daß keine unheilbare Krankheit oder sonstige Katastrophe Sie zu Boden streckt, und wenn Sie Menschen um sich haben, von denen Sie wissen, daß sie Ihnen im Unglück zur Seite stehen werden.

Völlige Sicherheit ist unmöglich. Infolgedessen gibt es Unglücksmenschen, bei denen auch eine im ganzen gesehen recht sichere Situation zu einer Belastung wird, da sie sich ständig wegen der Unsicherheit ihrer Sicherheit Sorgen machen. Zum Beispiel verzehren sie sich in Angst vor der Krebskrankheit. Oder die Politik der Regierung bedeutet für sie schon seit dreißig Jahren sicheren Ruin. Sie sind gewiß, daß an jeder Ecke der Zusammenbruch in irgendeiner seiner zahllosen Formen auf sie lauert.

Diese Menschen kennen natürlich nie ein Gefühl der Sicherheit. Infolge ihrer fortgesetzten Unsicherheit führen sie ein körperlich und seelisch jämmerliches Leben. Sie sind gefoltert von funktionellen Krankheiten. Ihre Schwierigkeiten liegen klar zutage; die ganze Welt muß an ihrem offen zur Schau getragenen Unglück teilnehmen.

Viele Menschen jedoch, deren Lage wirklich unsicher ist, zeigen das niemals nach außen und bagatellisieren sehr oft sich selbst gegenüber ihre Unsicherheit. Aber unter der Oberfläche ihrer Augenblicks-Emotionen bleibt ein tiefes Gefühl von Unsicherheit, das sich in physischen Erscheinungen niederschlägt.

Ein leitender Angestellter mag sich unsicher in seiner Stellung fühlen, weil fähige junge Leute im Kommen und ihm auf den Fersen sind. Ein Mann mag sich dem ganzen Leben gegenüber unsicher fühlen – der junge Mensch im Krieg, der Jude im Deutschland Hitlers, der Antikommunist in Sowjetrußland. Eine Frau, deren Mann sich scheiden lassen will, mag sich unsicher fühlen. Da ist die Unsicherheit eines Jungen, der im Internat die Zielscheibe für die Hänseleien der anderen bildet. Jeder, der irgendwie ernsthaft in die Klemme geraten ist, kennt diese Unsicherheit.

Es gibt Hunderte, vielleicht Tausende Arten von Unsicherheit, die diese unsere Welt für ihre Bewohner zusammenbraut. Auch wenn wir sie nicht aus dem Untergrund unserer Gedanken herauslassen, können diese Unsicherheiten den Typ eintönig wiederholter, negativer Gefühle erzeugen, der zu funktioneller Erkrankung führt.

Bedürfnis nach schöpferischem Ausdruck – die dritte Lebensnotwendigkeit

Das Kind, das mit Klötzchen baut – die Hausfrau, die neue Vorhänge näht – der Finanzmann, der eine neue Dachgesellschaft plant – das Mädchen, das Gedichte schreibt – der Zimmermann, der ein Haus errichtet – sie alle haben das befriedigende Gefühl, daß sie aus dem Rohstoff etwas Neues schöpfen.

Keiner, Sie und mich einbegriffen, kann wirklich glücklich sein, wenn er nicht entweder in seiner Arbeit oder in seinen Mußestunden konstruktiv wirken kann. Für jeden Menschen ist es etwas Natürliches, sich selbst mit der Welt aller menschlichen Wesen zu identifizieren und zu fühlen, daß er seinen Platz in dieser Welt ausfüllt. Der allgemeine Trieb nach schöpferischem Ausdruck ist gleichbedeutend mit einer leisen Ruhelosigkeit, die mehr und mehr störend und unangenehm wird, wenn sie sich nicht in Aktivität umsetzen kann. Aber wenn dieses Stadium erreicht ist, so ist es von einem besonderen Reiz begleitet –

einer Art geistiger Atemlosigkeit, einer inneren Freude am schöpferischen Tun.

Es gibt vielleicht keine größere Enttäuschung, als wenn man einem Menschen mit dem intensiven Wunsch zum Schöpferischen einen Strich durch die Rechnung macht. Da war zum Beispiel Edith, die wegen einer funktionellen Erkrankung zu mir kam. Sie war krank, weil ihr Wunsch nach schöpferischer Tätigkeit durch eine verständnislose Familie unerfüllt geblieben war.

Edith heiratete Robert. Beide waren reizend, beide stammten aus angesehenen Familien. Während der Schule und auf der Universität hatte Edith sich einen Plan gemacht, was für ein Heim sie haben wollte, und wie sie ihre Kinder aufziehen würde. Zur Zeit ihrer Eheschließung waren die wirtschaftlichen Bedingungen schlecht, und Roberts Eltern luden die Neuvermählten ein, im Erdgeschoß ihres eigenen Hauses zu wohnen. Sie selbst zogen in den ersten Stock. Ediths Schwiegermutter war eine fürsorgliche, gütige Frau, die gern Edith gegenüber nett und taktvoll sein wollte. Vorsichtig und unmerklich schlug sie vor, daß Edith dies oder jenes auf diese oder jene Weise machen solle. Edith war aufrichtig dankbar für ihre Hinweise und befolgte sie alle. Und Ediths begeisterte Zustimmung ermutigte ihre Schwiegermutter, weitere Vorschläge zu machen.

Als Ediths Kinder zur Welt kamen, wurde die Schwiegermutter immer aktiver. Edith hatte ein dunkles Gefühl, daß sie tatsächlich ein Mitglied von Roberts Familie geworden war und weder eine eigene neue Familie großzog noch ein eigenes Heim geschaffen hatte. Ihre Träume lösten sich in Nichts auf. Was schlimmer war – sie konnte sich nicht aus ihrer mißlichen Lage befreien, ohne äußerst rücksichtslos zu werden und beide Familien unglücklich zu machen. Mehr und mehr empfand sie alles als sinnlos; ihre Gesundheit wurde dabei immer schlechter. Das war für die Schwiegermutter ein zusätzlicher Wink, wie sehr man ihrer Hilfe bedurfte. Tatsächlich war die Schwiegermutter die Mutter beider Familien. Edith war ein von ihr abhängiges Kind – und wurde schwer krank.

Da Robert und seine Eltern gescheit waren, konnte der Arzt ihnen schließlich Ediths mißlichen Zustand begreiflich machen und ihnen erklären, daß Edith es vor allem anderen nötig hatte, die Edith zu sein, die sie immer gehofft hatte zu werden; man mußte ihr lediglich erlauben, ihr eigenes Heim und ihre eigene Familie zu schaffen. Edith und Robert zogen in ein neues Haus, das sie gemeinsam geplant hatten und in dem sie für sich waren. Und Edith wurde vollständig gesund.

Es gibt viele Menschen, die ebenso unbefriedigt und enttäuscht sind wie Edith, nur weil es ihnen nicht möglich war, ihrem Trieb nach schöpferischer Tätigkeit zu folgen; einem Trieb, den sie vielleicht schon von Kindheit an gefühlt hatten. Diese Menschen vermögen nach außen hin heiter zu erscheinen, aber in der Tiefe ihres Gefühlslebens sind sie alles andere als glücklich – ihre immer wieder vereitelten Anläufe enden in ruheloser, unerfüllter Sehnsucht, in Angst, Mutlosigkeit und schließlich vielleicht im Verlust ihrer Selbstachtung.

Bedürfnis nach Anerkennung – die vierte Lebensnotwendigkeit

Jedermann hat das Bedürfnis, seine Bemühungen und sich selbst anerkannt zu wissen – anerkannt durch die, für welche wir uns abmühen.

Jedermann hat das Bedürfnis, von irgendeinem anderen Menschen als wichtig betrachtet zu werden und irgend etwas zu tun, das einen Nutzen hat.

Es kommt häufig vor, daß jemand eine ausgezeichnete Stellung aufgibt, aus dem Gefühl heraus, daß seine Bemühungen nicht wirklich anerkannt werden. Er leidet darunter, daß keiner seiner Vorgesetzten oder Kollegen irgendein Zeichen der Anerkennung von sich gibt, obgleich er doch weit über seine Pflicht hinaus gearbeitet und seine Stellung vorzüglich ausgefüllt hat. Sein Bedürfnis nach Anerkennung hat einen schweren Schlag erlitten. Er geht.

Nun stellen Sie sich aber einmal eine Hausfrau vor. Wenn man die Öde ihrer Arbeit bedenkt und die Menge von Zeit, die sie darauf verwendet, dann hat sie den schwersten Beruf, den es gibt. Trotzdem hören unsere Hausfrauen meist das ganze Jahr über kein Wort der Anerkennung. Ehemann und Kinder betrachten sie, ihr Waschen, Putzen und Plätten, als etwas Selbstverständliches. Auch die Mahlzeiten werden sozusagen mit der schweigenden Einstellung: ‚Das steht uns ja schließlich zu‘ eingenommen. Jeder nimmt an, daß das Haus von selbst sauber wird, daß die Sachen, die man hinfallen ließ, sich von selbst aufheben, daß die gewaschene Wäsche automatisch in die Schränke wandert und daß das bequeme Heim einfach von selbst da ist, ohne daß geschickte Hände sich darum bemühten.

Dieser Mangel an Anerkennung für eine so schwierige Arbeit, diese Undankbarkeit, tragen gewaltig dazu bei, den Hausfrauenberuf zum härtesten der Welt zu machen. Der Ehemann gibt seine Stellung wegen mangelnder Anerkennung auf; die Hausfrau jedoch kann die ihrige nicht aufgeben. Um so schärfer spürt sie die Enttäuschung, wenn jede Anerkennung ausbleibt. Viel von der Ermüdung, zu der die ständige Hausarbeit führt, wurzelt in diesem Mangel an Anerkennung, dem bitteren Los der Hausfrau. Ihre Müdigkeit ist die eines menschlichen Wesens, das man zu einem leblosen und gefühlslosen Roboter erniedrigt hat.

Das Problem des Mangels an Anerkennung taucht im Alter erneut auf.

Wenn einem alten Menschen die Freunde wegsterben, dann verliert er mit ihnen auch den größten Teil der Anerkennung seiner Person und seiner Arbeit. Ein Mensch ohne Freunde kann seinem Bedürfnis nach Anerkennung nur durch seine eigenen Fähigkeiten Genüge leisten. Aber dieser Ausweg steht älteren Menschen, die keine Anstellung mehr finden können, nicht länger offen.

Statt Anerkennung zu empfangen, werden alte Menschen als Versager behandelt, als etwas Ausgebranntes, das man nur noch wegwerfen kann. Ein Mensch, der gut und mutig gelebt hat und dessen frühere Tätigkeit der jüngeren Generation zugute gekommen ist, die jetzt an ihm Kritik übt, wird häufig genug kalt und gefühllos ausgestoßen, unter einem Hagel geistiger, wenn schon nicht wirklicher Steine. Vorbei die Anerkennung, vorbei der Beifall – nur noch ein alter Mann, den niemand wirklich braucht. Solch ein verzweifeltes Bedürfnis nach Anerkennung führt zu Gemütszuständen, die das Ende beschleunigen.

Vom Beginn des Lebens an ist Anerkennung wichtig – gerade so wichtig wie Liebe. Ein intelligentes, gut entwickeltes Kind wird freilich mit Anerkennung oft so überschüttet und kann dermaßen darunter begraben werden, daß es sozusagen den Kopf nicht mehr herauskriegt und sich nicht mehr als das einschätzt, was es wirklich ist. Statt dessen wird es sein Leben lang unter dem Hindernis einer zu hohen Meinung von sich selbst stehen.

Andererseits wird das Anerkennungsbedürfnis eines langsamen, schlechter entwickelten Kindes allzuleicht vernachlässigt. In seiner zögernden, fehlerhaften Art versucht es, irgend etwas zu tun, das auch ihm ein wenig von der Anerkennung einträgt, nach der es sich sehnt wie jeder andere. Die Reaktion seiner Umgebung erweckt in ihm statt dessen das Gefühl, daß all seine Anstrengungen vergeblich bleiben. Es merkt, daß es seinen Geschwistern nicht nachkommt. Die Beachtung, die man ihm schenkt, liegt lediglich auf dem Gebiet der Disziplin. Selten erhält es Aufmunterung. Das Gefühl von Unfähigkeit wächst, und das wichtige Element der Selbstachtung schwindet nach und nach dahin, um vielleicht niemals wiederzukehren. Diese Art Kinder sind immer ruhelos und immer unglücklich. Möglicherweise suchen sie schließlich sogar durch Übeltaten Beachtung zu finden. Und wenn ihr Leben zu einer vergeblichen Mühe wird, dann deswegen, weil ihr Streben nach Anerkennung eine vergebliche Mühe ist.

Bedürfnis nach neuen Erlebnissen – die fünfte Lebensnotwendigkeit Wenn ein menschliches Wesen ständig die gleichen eintönigen Wege zu gehen gezwungen ist, entsteht bei ihm zwangsläufig eine monotone Wiederholung negativer Gefühle und damit funktioneller Erkrankungen. Jede Art von Arbeit bringt, wenn sie lange fortgesetzt wird, ein gewisses Maß von Monotonie mit sich. Aber die eintönigste Arbeit kann erträglich werden im Gedanken an ein neues Erlebnis, das man vor sich hat. Eine Hausfrau sagte zu mir einmal ganz offen: „Ich würde laut schreien, wenn ich nicht für nächsten Monat den Ausflug in die Berge vor mir hätte und mich darauf freute." Ein Tag, der ohne Hoffnung oder Erwartung irgendeiner kleinen Aufmunterung anfängt, ist gefühlsmäßig gesehen ein schlechter Tag. Sogar der Weg auf den Markt kann so eine kleine Aufmunterung bedeuten, oder eine flüchtige Unterhaltung, oder die Begegnung mit einem Freund.

Auch hierin ist die Hausfrau entschieden wieder benachteiligt. Dem männlichen Teil der species Mensch bietet jeder Durchschnittstag mehr Abwechslung und mehr Gelegenheit zu neuen Erlebnissen. Er verläßt Haus und Nachbarschaft, um zur Arbeit zu gehen, trifft Menschen, mit denen er reden kann, und auch seine Arbeit bringt ihm möglicherweise allerhand Neues. Seine Frau aber ist womöglich den ganzen Tag über nur auf sich selbst angewiesen.

Das beste Beispiel dafür, wie Mangel an neuen Erlebnissen zu schwerer organischer Erkrankung führen kann, war Mrs. S. Als ich sie kennenlernte, war sie erst sechsundzwanzig Jahre alt. Sie lebte damals bei ihrer Mutter, da sie seit fast drei Monaten bettlägerig war. Jedesmal, wenn sie aufzustehen versuchte, wurde ihr so schwach und schwindlig, daß sie sich wieder hinlegen mußte. Sie litt offensichtlich an Hyperventilation. Als ich das erste Mal zu ihr gerufen wurde, war ich gerade nicht abkömmlich und schickte einen Medizinstudenten im neunten Semester zu ihr, der in meiner Praxis als Famulus arbeitete.

Er kehrte strahlend zurück: „Doktor, da hab' ich vielleicht einen großartigen Hyperventilationsfall für unsere Klinik!" Der Junge war entschieden aussichtsreich in seinem Fach. Denn die verschiedenen Ärzte, die bis dahin Frau S. behandelten, hatten nacheinander ihre Krankheit als ‚Anämie', ‚Frauenleiden' und sogar als ‚Herzkrankheit' bezeichnet, so daß sie nicht nur mutlos, sondern auch ganz unsicher geworden war.

Frau S. war von Kindheit an ein durchaus normales Geschöpf gewesen – was bedeutet, daß ihr auch die normale Erfüllung aller Lebensnotwendigkeiten zuteil geworden war. Sie hatte während des Zweiten Weltkriegs geheiratet und rasch zwei Kinder bekommen. Als ihr Mann aus der Armee ausschied, fand er eine Arbeit, die darin bestand, Brot von einer zentralen Verteilungsstelle per Lastwagen in die Umgebung zu fahren. Er fuhr früh um zwei Uhr weg und kam mittags zurück. Häuser waren teuer, aber schließlich fanden sie doch eines, das wenig Miete kostete. Es lag sechs Meilen von der nächsten Stadt entfernt. Ein trostloses, schmutzig grün gestrichenes Haus, das auf einem trostlosen, baumlosen Felsenhügel lag. In dieser niederdrückenden Umgebung, ohne Nachbarn und in schlecht und schäbig möblierten Zimmern, strengte sich Frau S. verzweifelt an, um ihr Heim lebensmöglich zu gestalten und ihre Kinder zu frohen Menschen zu erziehen.

Des Schlafes wegen, den der Mann ja nötig brauchte, und wegen der kleinen Kinder war es dem Ehepaar unmöglich, abends auszugehen. Außerdem gab es in weitem Umkreis nichts, wo man hätte hingehen können. Wenn ihr Mann bei Tagesgrauen weggefahren war, hatte Frau S., so allein mit den Kindern, Angst vor ihrer trostlosen Umgebung. Ein unruhiger bösartiger Wachhund half ihr auch nicht viel. Die dunklen verwitterten Felsen draußen machten den Tag noch bedrückender und erschreckender.

Wenn der Ehemann nur ein kleines bißchen Verständnis, Mitgefühl und guten Willen besessen hätte, dann hätte er begreifen müssen, wie diese ganze Situation auf seine Frau wirkte. Er machte seine Brotrundfahrten, unterhielt sich munter mit Arbeitern und anderen Lastwagenfahrern, sah etwas und tat etwas, während Frau S. überhaupt nicht von zu Hause weg konnte, da ihr Mann ja den Wagen brauchte.

Er war verdutzt und dazu noch verstimmt, als seine Frau mehr und mehr klagte und täglich kränker wurde. Ihre immer längeren Aufenthalte bei ihrer Mutter betrachtete er als einen Raub an der Häuslichkeit, auf die er doch wohl ein Anrecht hatte! Er bekrittelte die ärztlichen Ausgaben, die die kranke Frau verursachte. Als schließlich der erwähnte junge Mediziner die wahre Natur ihrer Krankheit entdeckt hatte, hielt Herr S. die Erklärung für ein reines Phantasiegebilde der Ärzte.

Später allerdings bekam er größeres Verständnis für die Nöte seiner Frau; sobald sie nämlich infolge der Behandlung wieder eine tüchtige Hausfrau geworden war, die sein Essen kochen und sein Zeug waschen konnte. Noch gesünder wurde sie, als sie endlich in ein nettes, kleines Haus in einer hübschen Kleinstadt umgezogen waren, wo es im Hof einen Baum und einen Sandkasten für die Kinder und außerdem freundliche Nachbarn gab. Es war wenig genug.

Aber ich sagte schon, daß Frau S. ein normales Wesen war – sie besaß die Fähigkeit, sich gut anzupassen. Was sie drei Monate ans Bett gefesselt hatte, war die völlige Unmöglichkeit, irgend etwas Neues zu erleben – eine sensible lebensfrohe Frau wie Frau S. brauchte das eben – dazu natürlich der Mangel an Sicherheit und Liebe und die deprimierende Wirkung ihrer abscheulichen Umgebung. Jetzt geht es ihr gut.

Selbstachtung – die sechste Lebensnotwendigkeit

Trotz aller Enttäuschung, trotz der kleinen oder großen persönlichen Mißerfolge, die einem Menschen während der Dauer seines Lebens widerfahren, hat dennoch fast jeder eine ausreichend hohe Meinung von sich selbst; ohne diese hätte er kaum den Mut zum Weitermachen. Wenn seine wirklichen Fähigkeiten auch noch so gering sind und seine Mängel bei weitem seine unbedeutenden guten Eigenschaften überschatten, vom Gesichtspunkt seiner Mitmenschen aus nämlich – er selbst ist doch immer noch imstande, irgendwie und irgendwo persönliche Befriedigung zu finden, und sei es auch nur in der Widerlegung jeglicher gegen ihn gerichteten Kritik. Der so entstehende Ungerechtigkeitskomplex hilft ihm dabei ganz hübsch weiter.

Wenn jemand einen Arbeitsplatz verliert, den er gut auszufüllen geglaubt hat; oder wenn jemand durch einen anderen, auf dessen Freundschaft er baute, ausgebootet wird; oder auch wenn jemand durch irgendeine Katastrophe alles verliert, wofür er gearbeitet hat – dann ist ihm hinterher zumute, als sei ihm überhaupt nichts mehr geblieben; er spürt nur noch die letzte Tiefe des Mißerfolges, er ist fertig. Aber normalerweise kehrt nach kurzer Zeit seine Sicherheit, das Gefühl, doch etwas wert zu sein, schrittweise wieder zurück, und wenn er auch ein bißchen angeschlagen und angekratzt sein mag, so ist doch seine Selbstachtung wieder da. Er bemerkt die Kratzer schon gar nicht mehr.

Viele Menschen aber neigen dazu, jegliche Selbstachtung aufzugeben. Sie betrachten sich selbst in jeder Richtung als Versager. Sie glauben, es habe keinen Zweck mehr, irgend etwas zu tun oder zu versuchen. In ihrer Vorstellung ist für sie auf dieser Welt kein Platz; sie haben keinen Wert, keine Bedeutung, keine Möglichkeit, keine Urteilsfähigkeit und keine Zukunft – nur eine Vergangenheit aus Schuld und Mißerfolg. Die Verzweiflung dieser Menschen ist abgrundtief. Sie sind von allen menschlichen Wesen am unglücklichsten, am kränksten und am meisten zu bedauern. Man nennt diesen Zustand, in dem jegliche Selbstachtung verschwunden ist, einen depressiven Zustand. Die schiere Hoffnungslosigkeit, die jede Stunde des Tages begleitet, kann schließlich in ein Aufflackern verzweifelter Großmannssucht umschlagen; dieser Zustand ist als manisch-depressiv bekannt.

Zwei Typen sind besonders der Gefahr ausgesetzt, ihre Selbstachtung zu verlieren und in Depressionen zu versinken. Der eine Typ besitzt ein Übermaß an Selbstvertrauen und Selbstachtung, aber ohne die entsprechenden, notwendigen Fähigkeiten. Der andere beginnt mit einem starken Minderwertigkeitskomplex in der Jugend, über den er sich niemals erhebt; er endet für gewöhnlich in einer Reihe von Mißerfolgen. *Zwei Depressions-Typen*

Depressionen kann es in jeder Lebensperiode geben. Aber am häufigsten sind sie nach der Lebensmitte, etwa zu der Zeit, wo man rückwärts blickt und davor erschrickt, daß das, was man getan und erreicht hat, keineswegs den Plänen und Hoffnungen entspricht, die man sich in der Jugend gemacht hat. Das allein erzeugt noch keine Depression; aber wenn dazu ein paar verschuldete oder unverschuldete Mißerfolge kommen, dann entschwindet der letzte Rest von Selbstachtung.

John war sein Leben lang ein ziemlicher Renommist mit reichlichem Selbstvertrauen gewesen. Er kritisierte gern an anderer Leute politischen oder religiösen Ansichten herum und ,rief sie zur Ordnung‘.

Diese Neigung machte ihn in jedem Büro zu einer Nervensäge, vor allen Dingen in den Augen des Chefs, dessen Fähigkeiten John als weit unter seinen eigenen liegend betrachtete. Eines Tages – er war damals vierzig – verließ John tobend sein Büro. Er hatte gekündigt! Mehr noch, er hatte den Chef in seine Schranken verwiesen. In jener Zeit konnte man leicht Arbeit finden, und John trat in ein sehr viel größeres Unternehmen ein, von dem er annahm, daß es seine Fähigkeiten anerkennen und reich entlohnen würde.

Aber er wurde nicht befördert. Sein Benehmen wurde immer unangenehmer. Er wurde scharf gegen alle und jeden. Und eines Tages, als er sechsundfünfzig war, wurde ihm mitgeteilt, daß man seine Dienste nicht länger benötigte. Zu dieser Zeit war es weitaus schwerer, einen Job zu finden, und bevor er ihn hatte, machte ihm der Gedanke, daß möglicherweise kein neuer Posten zu bekommen wäre, schwere Sorgen. Diesen neuen Posten bekleidete er erst zwei Monate, als er auch schon wieder entlassen wurde. Seine Frau, mit der es noch nie leicht zu leben gewesen war, keifte Tag und Nacht mit ihm.

Schließlich war John völlig zur Strecke gebracht. Alles, was er zu sein glaubte, mußte er jetzt als Irrtum erkennen; alles, worauf er stolz gewesen war, erwies sich als Täuschung. Seine einzige Zukunft war die öffentliche Fürsorge. John versank in eine schwere Depression und wurde auf Staatskosten in eine Heilanstalt eingewiesen.

Es gibt zu diesem Thema alle möglichen Varianten. Manchmal steht das Mißgeschick des Betroffenen außer Frage, aber manchmal ist dieses Mißgeschick nicht annähernd so groß, wie das Opfer es sich einbildet.

In beiden Fällen liegt der Kernpunkt darin, daß der Betreffende nicht genug Selbstvertrauen hat, um weiterzumachen und irgend etwas Neues zu unternehmen. Er befindet sich in einem Zustand, als ob man ihn verprügelt hätte.

Der Verlust dieser sechsten psychischen Lebensnotwendigkeit übt mehr unmittelbare und offensichtliche Wirkung aus, als der Mangel irgendeines der anderen grundlegenden Bedürfnisse. Die anderen führen schließlich zu einem Erregungszustand, zu unbestimmter Angst und Unruhe. Der Verlust der Selbstachtung ist durch den depressiven Status gekennzeichnet.

Das Gefühl des völligen Versagens kann schrittweise schwächer werden, und nach Monaten oder Jahren kann der Betroffene wieder genug

Selbstachtung bekommen, um sich und anderen von Nutzen sein zu können. Wenn ein Depressiver das Programm bewußter Gedankenkontrolle in sich aktivieren kann, das wir in diesen Kapiteln umrissen haben, dann kann er seine Depression überwinden. Ist jedoch die klassische Depression erst da, so gibt es nur zwei Möglichkeiten, um dem Patienten zu helfen: sich um ihn kümmern und warten, bis die Depression sich auf natürliche Weise zu Tode gelaufen hat, oder die Elektroschockbehandlung sowie neuartige Medikamente, sogenannte Antidepressiva, die ihn von der Depression erlösen können.

Kontrollieren Sie einmal bei sich selbst das Vorhandensein oder das Fehlen dieser sechs Lebensnotwendigkeiten. *Erfüllung der Lebensnotwendigkeiten*

Fragen Sie sich, ob Sie in Ihrem privaten Bezirk von anderen Menschen geliebt werden, oder ob Sie einsam und ungeliebt sind.

Fragen Sie sich zweitens, ob Sie Sicherheit besitzen oder ob Sie um Ihr Geld, Ihre Stellung, Ihre soziale Position, Ihre gesetzlichen Rechte bangen.

Ob Sie drittens in Ihrer Arbeit, Ihren Hobbies oder auf irgendeine andere Weise zu schöpferischer Gestaltung gelangen.

Ob Sie viertens von irgendwelchen Mitmenschen anerkannt werden.

Ob Sie fünftens die Möglichkeit neuer Erlebnisse besitzen, oder ob Sie in einem ausgefahrenen Geleise steckengeblieben und verknöchert sind.

Ob Sie sechstens Selbstachtung besitzen oder in Ihrer eigenen Achtung sinken.

Seien Sie freimütig, offenherzig und objektiv bei der Antwort – schließlich handelt es sich ja um Sie selbst.

1. Wenn es Ihnen etwa so ergeht wie Verena und niemand in Ihrer Umgebung Sie wirklich gern hat, dann ist es der beste Ausgleich, wenn Sie Ihrerseits Ihre Umgebung zu lieben versuchen und so zu ihr sind, wie Sie möchten, daß man zu Ihnen sei. Sie erinnern sich, daß ein Teil der Reife darin besteht, lieber zu geben als zu nehmen; es ist eine große Beglückung zu lieben und denen Gutes zu tun, die es nicht von uns erwarten.

2. Wenn Ihnen Sicherheit fehlt, dann fassen Sie einen festen Entschluß, was Sie dagegen tun wollen; aber danach hören Sie auf, sich den Kopf darüber zu zerbrechen. Wenn Sie gar nichts zur Festigung Ihrer Sicher-

heit tun können, dann hat es keinen Zweck mehr, sich noch zusätzlich Sorgen darüber zu machen. Denken Sie daran, wie Wilhelm, der Lebenskünstler, mit der Unsicherheit fertig wurde. Sie können es im 8. Kapitel nachlesen.

3. Wenn es Ihnen an schöpferischem Ausdruck fehlt, wenn Sie das Gefühl haben, überhaupt nichts Wesentliches zu tun und schon gar nichts Schöpferisches und nichts weiter zu sein als eine Maschine für niedere Hausarbeit – dann raffen Sie sich auf aus Ihrer Lethargie und lassen Sie sich nicht länger davon bedrücken. Versuchen Sie, etwas zu tun, wonach Sie immer Sehnsucht hatten; versuchen Sie es für sich allein, oder gehen Sie zur nächsten Volkshochschule und suchen Sie sich einen Kurs auf irgendeinem Gebiet aus, das Sie interessiert. Es ist wie ein neuer Lebensanfang!

4. Wenn Sie sich nach Anerkennung sehnen, dann schlagen Sie sich die Sehnsucht danach lieber aus dem Sinn; Ihr Ausgleich liegt in dem Bewußtsein, daß Sie für andere Leute alles tun, was in Ihren Kräften steht. Schenken Sie darüber hinaus den anderen Ihre Anerkennung.

Es könnte ja sein, liebe Leserin, daß Ihr Mann diese Seiten liest und sich morgen zu einer kleinen Anerkennung herabläßt, indem er etwa sagt: „Liebling, das ist aber ein großartiges Essen!" Hört sich gut an, nicht wahr? Aber selbst wenn er Ihnen keine Anerkennung zollt, sagen Sie nur ruhig Ihrerseits: „Du siehst heute blendend aus, Fred! Was hab' ich doch für einen gut aussehenden Mann!" Das gefällt ihm, und es wird Ihnen fast genau so viel helfen, wenn Sie ihn anerkennen, wie umgekehrt. Möglicherweise wird er es Ihnen eines Tages mit Dank zurückzahlen.

5. Wenn Sie in langweiliger Routinearbeit eingefangen und zu einem reinen Handlanger geworden sind, dann stürzen Sie sich mit aller Kraft auf ein neues Erlebnis. Sie sollten immer vorwärts blicken und dauernd etwas Neues planen. Kaufen Sie etwas; tun Sie irgend etwas nicht Alltägliches; schließen Sie sich irgendeiner Vereinigung an; gehen Sie irgendwohin. Los mit Ihnen, noch in dieser Minute; bereiten Sie sich auf etwas Neues vor!

6. Wenn Ihre Selbstachtung in letzter Zeit einen Stoß abbekommen hat, dann nehmen Sie es in Demut hin. Versuchen Sie, nicht zu viel von sich herzumachen, und betrachten Sie sich nicht als etwas Besonderes. Sie sind ein Mensch wie jeder andere. Normale Menschen hat es immer

in Massen gegeben – viel mehr als irgendeine andere Art. Aktivieren
Sie die bewußte Gedankenkontrolle, um an Stelle so belastender Gefühle wie Enttäuschung, Sinnlosigkeit, Versagen, die positiven der Fassung, der Entschlossenheit und der Heiterkeit des Herzens zu setzen.
Sie sind genau so viel wert wie ich, und wir sind genau so viel wert wie
andere. Mit Gottes Hilfe!

EIN WORT AN DEN LESER VOM FACH

Der Arzt, der seinen Patienten dieses Buch verschreibt, oder der Lehrer, der an einer ‚Ganzheits'-Erziehung interessiert ist, möchte vielleicht mehr über das psychologische Konzept wissen, auf dem meine Methode zur Behandlung seelisch bedingter Krankheiten beruht.

Die Grundlage dieses psychologischen Konzepts ist die der *Reife-Erlernung*. Anders ausgedrückt bedeutet das: emotionale Überbelastung beruht auf falscher Erziehung oder auf dem Mangel an richtiger Erziehung, und emotionale Ausgewogenheit kann erreicht werden, wenn man die Eigenschaften *lernt*, die zum Begriff der *Reife* gehören. In einem unreifen Menschen muß seelische Überbelastung entstehen, weil er versucht, mit den Situationen und Aufgaben des Erwachsenen auf primitive, kindische Art fertig zu werden.

Die Reife-Erlernungs-Methode

Die Reife-Erlernungs-Methode ist allmählich aus einem ständig brodelnden Kessel psychiatrischen und psychologischen Denkens emporgetaucht. Sie ist die direkte Antithese der Freudschen Psychologie, die auf dem Konzept beruht, daß emotionale Überbelastung in frühem Alter durch ein nicht akzeptiertes Erlebnis bedingt wird; ein Erlebnis, das man in die dämmerige Finsternis des Unbewußten verdrängt, wo es nun für alle Zeiten an seinem Opfer nagt.

Die Reife-Erlernungs-Methode bedeutet weiterhin, daß die Behandlung emotionaler Überbelastung darin besteht, dem Patienten klarzumachen, was Reife im Fertigwerden mit dem Alltag bedeutet, und ihm dann ein praktisches Verfahren zu zeigen, durch das er sein Leben mit einem ausreichenden Grad von Reife weiterzuführen vermag.

Im Gegensatz dazu besteht die Therapie der traditionellen Psychoanalyse vorwiegend darin, in der persönlichen Lebensgeschichte und halbbegrabenen Vergangenheit herumzuwühlen; eine sehr interessante,

jedoch meiner Meinung nach nicht sehr fruchtbare Behandlungsmethode. Sie liefert dem Therapeuten eine ausgezeichnete Vorstellung
der speziellen Abart von Unreife, die sein Patient besitzt; aber die
kann er schon zu Anfang feststellen, ohne den Patienten stundenlang
auf eine Couch zu legen. Außerdem besteht die Gefahr, daß, wenn das
Hauptgewicht auf die Vergangenheit gelegt wird, Gegenwart und Zukunft zu kurz kommen.

Die Reife-Erlernungs-Methode jedoch verlangt, daß ein Mensch,
ungeachtet der Taten und Untaten seiner Vergangenheit, in der Gegenwart damit anfangen muß, Reife zu erwerben, damit die Zukunft besser
wird als die Vergangenheit. Gegenwart und Zukunft hängen davon ab,
daß man neue Gewohnheiten erlernt und neue Wege zur Beurteilung
seiner alten Probleme findet. Es führt kein Weg in die Zukunft, wenn
man fortgesetzt in der Vergangenheit wühlt.

Statt die Vergangenheit auferstehen zu lassen, wie es die übliche
Methode verlangt, legt die Reife-Erlernungs-Methode das Hauptgewicht auf einen besseren Zugang zu Gegenwart und Zukunft.

Der Ansatzpunkt in der Behandlung seelisch bedingter Krankheiten *Der Haupt-*
wird klar erkennbar, wenn man erst einmal begreift, daß bei jedem *nenner bei*
seelisch
Patienten das zugrunde liegende emotionale Problem den gleichen *bedingten*
Hauptnenner hat. Dieser Hauptnenner besteht darin, daß der Patient *Krankheiten*
vergessen, vielleicht auch niemals gelernt hat, wie er seine *gegenwärtige*
Gedankenwelt so lenken kann, daß *Freude* erzeugt wird. Ständige Furcht,
Angst, Schrecken, Gereiztheit, Enttäuschung und Entmutigung schließen die Möglichkeit der Freude absolut aus. Nur wenn man es *lernt*,
jeder Situation *sofort* und unmittelbar mit Fassung, Mut, Entschlossenheit und Heiterkeit zu begegnen, kann man seine emotionale Überbelastung überwinden. Der Mensch, der gelernt hat, den meisten Lebenssituationen mit diesen Eigenschaften entgegenzutreten, hat einen großen Schritt zur Reife vollbracht.

Meine therapeutische Methode bringt den Patienten durch eine bestimmte Spiegelung zum Prinzip der Freude; durch bewußte Gedankenkontrolle, durch Hervorrufen von positiven Gefühlen, sobald Angst,
Schrecken usw. in Erscheinung zu treten beginnen. Diese Ersetzung
der negativen Gefühlsreihe durch die positive geschieht so lange durch
bewußte Gedankenkontrolle, bis sie schließlich zur Gewohnheit wird.

Menschen mit seelischer Ausgewogenheit tun gewohnheitsmäßig nichts anderes, als negative Gefühle durch positive zu ersetzen.

Praktische
Anwendungen

Der größte praktische Unterschied zwischen der üblichen, traditionellen Psychotherapie und der Reife-Erlernungs-Methode ist folgender: die bisher übliche Psychotherapie nimmt zahllose Stunden in Anspruch und kann deswegen nur einem außerordentlich kleinen Bruchteil der ihrer bedürfenden Patienten helfen; die Reife-Erlernungs-Methode kann aber auf eine Weise angewandt werden, die praktisch den Arzt überhaupt keine Zeit kostet.

Wie ist das möglich?

Erstens schon dadurch, daß Reife bei dem einen Menschen genau das gleiche bedeutet wie bei jedem anderen; und zweitens, weil bei jedem, der an seelisch bedingten Krankheiten leidet, der Hauptnenner der gleiche ist und infolgedessen bei *jedem Patienten* Ablauf und Anwendung der Therapie gleich sein können, ungeachtet der Verschiedenheit ihrer Probleme im einzelnen.

Das Wichtigste ist es, dem Patienten zu zeigen, wie er künftighin den üblichen Lebenssituationen mit Reife und seelischer Ausgewogenheit begegnen kann, und wie er den gegenwärtigen Augenblick mit Freude zu erfüllen vermag. Das kann jedermann auf die gleiche Art erfahren und lernen.

Die Therapie für seelisch bedingte Krankheiten kann auf ein einziges Grund-Muster festgelegt werden und trotzdem praktisch allen Patienten helfen. Wenn es gelingt, ein Unterrichtssystem zu entwickeln, das einem *einzigen* Patienten bei der Gewinnung von Reife und seelischem Ausgeglichensein zu helfen vermag, dann nützt das gleiche System auch fast jedem anderen Patienten.

Seit zwanzig Jahren habe ich verschiedene Methoden und Techniken ausprobiert, wobei ich immer folgende Notwendigkeit vor Augen hatte: *Da es so überaus viele Patienten mit seelisch bedingten Krankheiten gibt, muß der Arzt eine Methode besitzen, für deren Anwendung die ihm zur Verfügung stehende Zeit ausreicht.* Ich gehe davon aus, daß eine Methode, die dieser Voraussetzung nicht entspricht, für die ärztliche Praxis nutzlos ist.

Als eine vielversprechende Methode erschien zunächst die Gruppen-Therapie. Zehn, fünfundzwanzig, fünfzig, sogar fünfundsiebzig Patienten trafen sich regelmäßig zu aufklärenden Vorträgen, auf die eine allgemeine Gruppen-Diskussion folgte. Aber bald war ein Punkt erreicht, wo ich jeden Abend drei Stunden mit diesen Gruppen verbrachte. Das war keinerlei Zeitersparnis für den Arzt, und das Programm erschöpfte ihn übermäßig!

Die Ergebnisse der Gruppen-Therapie waren ermutigend, aber doch nicht wirklich befriedigend. Es blieb noch zu viel zu tun, was dem Patienten nur in privaten Sitzungen gegeben werden konnte.

Nach verschiedenen verfehlten Anfängen, bei denen ich mich nur auf den Ton – d. h. auf den Vortrag – verließ, versuchte ich schließlich eine aus Ton und Bild kombinierte Demonstration, bei der ich Grammophonplatten und später Bandaufnahmen benutzte, verbunden mit farbigen Diapositiven, die auf eine Leinwand geworfen wurden. Fast sofort zeigte die Reaktion der Patienten, daß ich das Richtige getroffen hatte! *Die Ton-Bild-Sitzungen*

Die Methode wurde so weit entwickelt, daß jeder Patient zusammen mit seinem Ehepartner eine Art ‚Hausunterricht‘ erhalten konnte. Was der Methode dadurch fehlte, daß der Arzt nicht direkt zum Patienten sprach, wurde mehr als ausgeglichen durch die wohlbedachte Sorgfalt, mit der man ein Band vorbereiten konnte; es ist einem rasch improvisierten Vortrag weit überlegen. Hinzu kam noch das Interesse an den Bildern, die die Demonstration belebten. Kurz vor und nach der kombinierten Vorführung sprach der Arzt persönlich mit dem Patienten.

Hier war also eine Methode, die man tagsüber anwenden konnte, während der Arzt sich um andere Patienten kümmerte. Stück für Stück wurden die Ton-Bild-Vorführungen zusammengefügt, hier und dort geändert oder erweitert, bis sie schließlich eine Wirkung hatten, welche die der Gruppen-Therapie-Sitzungen bei weitem übertraf.

Die derzeitigen Vorführungen können zugegebenermaßen noch stark verbessert werden und werden tatsächlich auch ständig verändert. Der Patient und seine Lebensgefährtin besuchen die Ton-Bild-Sitzungen wöchentlich einmal. Der Patient spricht den Arzt vor und nach der Sitzung etwa fünf Minuten lang, so daß dieser einer ausreichenden Orientierung des Patienten sicher sein kann. Die Bandaufnahmen enthalten im wesentlichen das gleiche Material wie dieses Buch, jedoch stark vermehrt durch die optische Hilfe der Diapositive.

Während der letzten sechs Jahre haben Tausende von Patienten diese therapeutischen Sitzungen besucht. Die Mehrzahl ist entweder von ihren Krankheiten geheilt worden oder hat gelernt, mit den Symptomen fertig zu werden. Den meisten hat man Wege und Möglichkeiten eines glücklicheren Lebens klarmachen können. Und dem Arzt ist seine größte Sorge abgenommen, die da heißt: „Wie kann ich nur diesen Heerscharen von Menschen mit seelisch bedingter Krankheit wirkliche Hilfe bringen?" Der Laie kann nicht ahnen, was dem Arzt durch funktionelle Erkrankung für eine furchtbare Bürde auferlegt wird. (Der Arzt braucht oft therapeutische Behandlung genau so wie der Patient.)

Ich habe gesehen, was durch die Ton-Bild-Sitzungen erreicht wird und wie sie für die Reife-Erlernungs-Methode nutzbar gemacht werden können; ich sehe keinen anderen Weg, der ungeheuren Zahl von Patienten die für sie notwendige Therapie zuteil werden zu lassen. Und so bin ich zu der Ansicht gekommen, daß dieses System oder ein ihm verwandtes letztlich zu einer allgemein eingeführten Methode in der Behandlung seelisch bedingter Krankheiten werden muß.

Vergleich mit der üblichen Psychotherapie Die übliche Psychotherapie für seelisch bedingte Krankheiten besteht aus drei Phasen: der Periode der klärenden Untersuchung, der Periode der eigentlichen Analyse und der Periode der Erziehung.

Das Hauptgewicht liegt auf der Periode der eigentlichen Analyse; die der klärenden Untersuchung ist sehr skizzenhaft und oft unüberzeugend; die Periode der Erziehung variiert in ihrer Intensität je nach den verschiedenen Nervenärzten. Manche verzichten völlig darauf.

Die übliche Psychoanalyse beschränkt sich fast ganz auf die zweite Periode. Der Analytiker betrachtet die Periode der Erziehung als völlig überflüssig.

Die Reife-Erlernungs-Methode durch Ton-Bild-Vorführung betont die Periode der Klärung und die der Erziehung. Die Periode der eigentlichen Analyse wird in eine Methode der Demonstration verwandelt.

Der Anfangsschritt, sowohl in der üblichen Psychotherapie wie auch in der Reife-Erlernungs-Methode, besteht darin, dem Patienten begreiflich zu machen, daß er an seelisch bedingten Krankheiten leidet, und ihm eine Vorstellung von deren Auswirkung zu geben.

Der normale Psychotherapeut hat dabei ziemlich viel Schwierigkeiten, da seine Erklärungen am Rand des Problems bleiben und den Durchschnittspatienten ganz und gar nicht überzeugen.

Hier ein Beispiel: Einer meiner Patienten hatte einen Psychoanalytiker aufgesucht und folgende Erklärung für seinen chronischen Durchfall bekommen: „Sie hassen Ihre Schwiegermutter und möchten sie am
liebsten aus Ihrem Leben fortschaffen. Ihr Durchfall ist die organische
Sprache, mit der Ihr Körper auf diesen unterdrückten Wunsch reagiert."
Der Patient fand das etwas schwach. Er war gar nicht überzeugt, daß
sein Durchfall das geringste mit seiner Schwiegermutter zu tun hatte,
besonders als dieser keineswegs aufhörte, nachdem die Schwiegermutter bei einem Verkehrsunfall – an dem der Schwiegersohn nicht beteiligt war – ums Leben gekommen war.

Zugegebenermaßen hatte die Schwiegermutter allerhand mit der
emotionalen Überbelastung zu tun, die sich in seinem Dickdarm mani-
festierte; aber die Erklärung, daß der Körper eine Sprache entwickelt,
die die Vernunft nicht auszudrücken wagt, ist meiner Ansicht nach
genau so töricht, wie sie klingt. Auch für den Patienten klang sie töricht.

Eine andere psychoanalytische Symbolerklärung lautet: „Sie fühlen
einen Kloß in der Kehle, weil der Körper damit die Tatsache ausdrückt,
daß es in Ihrem Leben Dinge gibt, die Sie nicht schlucken können."
Natürlich gibt es eine Verbindung zwischen den ‚Dingen in Ihrem
Leben' und dem Kloß; aber warum kann die Erklärung sich nicht an
das Tatsächliche halten und physiologisch sein anstatt rein bildlich?

Es ist viel leichter, die Patienten davon zu überzeugen, daß sie seelisch bedingte Krankheiten haben, wenn die Erklärung – wie im ersten
Teil des Buches – physiologisch ist. Nach den erklärenden Ton-Bild-
Sitzungen sagen die meisten Patienten: „Aber Sie haben ja genau mich
beschrieben! Warum hat mir niemand früher gesagt, wie das zustande
kommt?"

Heute wissen wir, wie der Mechanismus der seelisch bedingten
Krankheit abläuft. Warum sollen wir keinen Gebrauch davon machen?
Anstandshalber muß festgestellt werden, daß die Nervenärzte mehr
und mehr zu physiologischen Erklärungen der Beziehung Emotion –
Symptom übergehen. Aber viele von ihnen kleben noch immer am
Hokuspokus der Symbole.

Traditionsgebundene Nervenärzte und vor allen Dingen Psychoanalytiker legen den Hauptnachdruck auf den Teil ihrer Therapie, der die
eigentliche Analyse darstellt; er besteht darin, den Patienten über sich
selbst sprechen zu lassen.

Diese Sitzungen von je einer Stunde in wöchentlichen Intervallen dehnen sich über Wochen, Monate und Jahre aus, je nachdem, wie tief begraben das unterbewußte Material gerade ist. Der Nervenarzt hofft, daß der Patient durch diese Analyse den Ursprung seiner Krankheit enthüllt, da der Theorie nach die emotionale Überbelastung von unterdrückten und begrabenen Komplexen herstammt, die die Tendenz haben zu verschwinden, sobald der Patient ihre Existenz und Bedeutung kennen lernt. Der Haupteinwand gegen diese Theorie ist, daß sie oft nicht funktioniert und der Patient selten geheilt wird.

In der Ton-Bild-Darstellung der Reife-Erlernungs-Methode ist sichtlich kein Platz für ‚Analyse'. Statt den Erzählungen des Patienten zuzuhören, wie es der üblichen Psychotherapie entspricht, erzählt der Arzt dem Patienten. In den Ton-Bild-Sitzungen wird ebenso wie in diesem Buch der Patient mit den hauptsächlichen, situationsmäßigen und persönlichen Faktoren bekannt gemacht, die zu emotionaler Überbelastung führen. Er hat Zeit, seine eigene Situation mit den hypothetischen Situationen zu vergleichen, die man ihm während der Sitzungen vorführt; er analysiert sich selbst und begreift, daß das, was er immer als normal betrachtet hat, schließlich doch etwas Anomales sein kann.

Sehr oft geschieht es, daß jemand, nach mehreren Ton-Bild-Sitzungen, freiwillig ein Ereignis aus seinem Leben enthüllt, das er bisher verschwiegen hatte. Wenn ein Patient aber nach einer ausreichenden Anzahl von Sitzungen nicht freiwillig mit einer Darstellung seiner selbst zu mir kommt, sage ich ihm: „Jetzt haben Sie doch gesehen, wodurch bei den meisten Menschen seelisch bedingte Krankheiten entstehen; was denken Sie denn nun, was in Ihnen vorgeht?" Wenn er nicht sofort antwortet, bitte ich ihn, mir seine Antwort zu sagen, bevor er der nächsten Sitzung beiwohnt.

Nach der eigentlichen Analyse pflegt der Psychotherapeut mit dem Patienten die Wege und Mittel durchzusprechen, durch die seine Schwierigkeiten erleichtert werden können. Diese Erziehungs-Periode wird wie gesagt keineswegs von allen Nervenärzten angewandt. Viele von ihnen geben dem Patienten keinerlei Anleitung und halten erzieherische Bemühungen für nutzlos. Sie legen den Nachdruck auf die reinigende Wirkung der Analyse selbst.

Die Reife-Erlernungs-Methode aber legt den Nachdruck auf die Erziehungs-Periode. Die Hauptbemühung liegt nicht darin, die Vergangenheit auszugraben, sondern dem Patienten zu zeigen, wie er jene Eigenschaften erwerben kann, durch die Gegenwart und Zukunft zufriedenstellender und leichter zu ertragen sein werden als die Vergangenheit.

Ein Mensch ist durch die Summe der Einflüsse, denen er in seiner Vergangenheit ausgesetzt war, zu dem geworden, was er ist; aber wie immer die Einflüsse beschaffen waren, sie schließen nicht die Wirkung neuer Einflüsse und neuer Entwicklungsmöglichkeiten aus – weder jetzt, noch in Zukunft. Wenn man einem schlechten Schwimmer zeigt, was er für Bewegungen machen muß, dann hat er die Chance, zu einem besseren zu werden. Natürlich gibt es unter Ungezählten auch einmal einen, der eben das Schwimmen überhaupt nicht erlernen kann. Aber der Mehrzahl kann geholfen werden.

Wir besitzen noch nicht das *endgültige* Rezept für das Erlernen von Reife und seelischer Ausgeglichenheit und müssen danach trachten, es durch immer neue Versuche – und Irrtümer – zu ergründen. Aber ein wenig wissen wir immerhin auch heute schon. Wir wollen anfangen, es anzuwenden.